ADVANCED CROSS TRAINING
CROSS TRAINING FÜR INTERMEDIATES UND FORTGESCHRITTENE

Michael Brauer

Advanced Cross Training – Cross Training für Intermediates und Fortgeschrittene
Michael Brauer

Dein kostenloses Geschenk

Als kleines Dankeschön für den Kauf dieses Buches möchte ich Dir ein kostenloses E-Book zur Verfügung stellen, das ich exklusiv für meine Leser und Blogbesucher online gestellt habe.

Ich weiß aus eigener Erfahrung, dass vor allem der Einstieg beim Fitnesstraining nicht so einfach ist. Daher habe ich ein simples, aber effektives Training zusammengestellt, das gerade in den ersten 90 Tagen optimale Ergebnisse bei geringem Aufwand zeigt.

Dieses Trainingsprogramm ist aus meiner langjährigen Arbeit mit den unterschiedlichsten Kunden entstanden und hilft mit wenigen Übungen und Workouts beim Abnehmen und auch beim Muskelaufbau.

Lade Dir jetzt No Gym! – Training ohne Fitnessstudio kostenlos herunter!

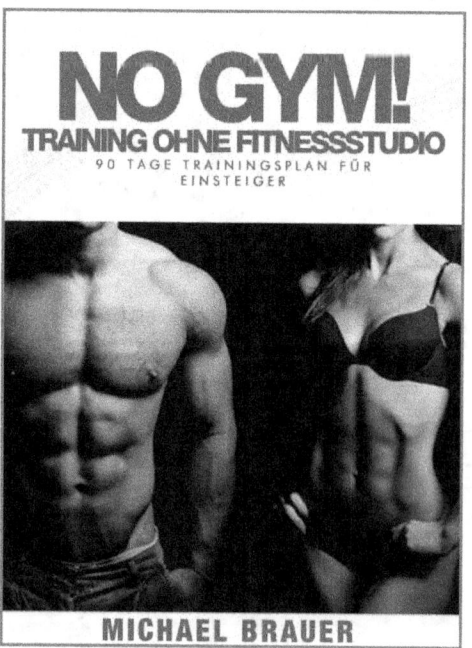

http://fitstrongsexy.de/dein-kostenloses-e-book/

EINLEITUNG

Cross Training ist ein umfangreiches und ganzheitliches Trainingssystem. Es werden Elemente aus der Leichtathletik, dem Gewichtheben, Turnen und dem allgemeinen Fitness- und Krafttraining aufgegriffen und miteinander kombiniert. Das Resultat ist ein herausforderndes Trainingssystem, das alle Faktoren beansprucht, die Fitness ausmachen.

Cross Training trainiert Kraft, Ausdauer, Beweglichkeit und auch Koordination. Die Workouts sind intensiv und variieren ständig. Dabei geht es immer darum, sein persönliches Limit zu erreichen. Im Gegensatz zu anderen Trainingssystemen geht es meist darum, seine individuelle Bestzeit zu schlagen oder mehr Wiederholungen eines Workouts zu schaffen, als man beim letzten Mal geschafft hat.

In diesem Buch findest Du fortgeschrittene Trainingseinheiten zum Thema Cross Training. Es werden zunächst die bekannten Benchmark-WODs behandelt, in denen sich auch die Standard-Übungen des Cross Training wiederfinden. Darunter sind sowohl Bodyweight-Übungen wie Push-ups, Pull-ups und Air Squats als auch Übungen mit freien Gewichten wie Benchpress, Overhead Squat und Deadlift.

Im späteren Verlauf des Trainings erwarten Dich dann neue Herausforderungen, die sogenannten Hero-WODs. Diese greifen zwar Übungen und Elemente der Benchmark-WODs auf, bieten aber auch neue Übungen und Inhalte.

Alle Workouts in diesem Buch sind in einem progressiven Trainingsplan organisiert, der jede Woche schwieriger wird und Dich Schritt für Schritt an fortgeschrittene Übungen (z.B. Muscle-ups) heranführt. Die Workouts der einzelnen Trainingswochen bauen aufeinander auf und trainieren Deine Fitness.

Das Training an einem Tag dauert in der Regel zwischen 20min und 60min und verwendet Übungen mit dem eigenen Körpergewicht und freien Gewichten (Kurz- und Langhanteln). Studiogeräte werden beim Cross Training kaum genutzt.

Wenn Du auf der Suche bist nach einem effektiven und herausfordernden Trainingssystem, dann bist Du an der richtigen Stelle. Cross Training ist hart und ohne Einsatz und Willen wirst Du auch mit diesem System keine Erfolge erzielen können. Aber wenn Du bereit bist, diszipliniert zu trainieren und Dich beim Training zu quälen, dann wirst Du mit Cross Training Deine Ziele erreichen, unabhängig davon, ob Du Muskelmasse aufbauen oder Gewicht reduzieren möchtest.

Ich wünsche Dir viel Spaß und Erfolg beim Training – Michael Brauer von Fit Strong Sexy

FÜR WEN IST DIESES BUCH GEEIGNET?

Vorab möchte ich Dir sagen, dass dieses Buch nicht für jeden geeignet ist. Falls Du noch nie konsequent ein Trainingssystem durchgezogen hast oder gerade erst in das Training eingestiegen bist, dann sind die Workouts in diesem Buch für Dich nicht geeignet.

Beim Training geht es immer auch um ein gesundes Verhältnis zwischen Beanspruchung und Regeneration. Wer als Anfänger mit diesem Buch einsteigen möchte, wird zu stark beansprucht und erhält damit zwangsläufig zu wenig Regeneration.

Für Anfänger ist das Training in diesem Buch deshalb ineffektiv. Wenn Du dennoch mit Cross Training einsteigen möchtest, dann empfehle ich Dir mein Buch „Beginner Cross Training". Dort erhältst Du ebenfalls einen Trainingsplan für 365 Tage, allerdings beginnt dieser bei den Basis-Übungen und führt Dich schrittweise auf ein höheres Niveau.

Mit dem „Advanced Cross Training" solltest Du erst anfangen, wenn Du bereits seit längerem (mind. ein Jahr) konsequent trainierst und am besten sogar den Trainingsplan in Beginner Cross Training absolviert hast.

Die Workouts in diesem Buch verlangen verschiedene Basis-Übungen (z.B. Push-ups, Pull-ups, Deadlifts etc.). Diese werden ebenfalls in Beginner Cross Training ausführlich behandelt. In diesem Buch werden sie vorausgesetzt. Zwar zeige ich Dir mit kleinen Illustrationen, wie die Übungen aussehen, aber detailliert auf die Technik dieser Basis-Übungen gehe ich in diesem Buch nicht mehr ein.

Erst wenn fortgeschrittene Übungen (z.B. Muscle-up, Dumbbell Snatch, Toes-to-bar etc.) gefordert sind, gebe ich Dir wieder detailliertere Übungsbeschreibungen mit auf den Weg.

Dieses Buch ist für Dich geeignet, wenn Du 4-5 Tage die Woche Zeit zum Trainieren finden kannst. Die Workouts dauern in der Regel 20min bis 60min und benötigen vor allem freie Gewichte (Langhanteln, Kurzhanteln).

Das Ausdauertraining beinhaltet zwar verschiedene Übungen, fokussiert sich aber vor allem auf Laufeinheiten. Etwa einmal pro Woche wirst Du also Deine Laufschuhe schnüren müssen.

ZIEL VON ADVANCED CROSS TRAINING

Cross Training kann zum einen genutzt werden, um Gewicht zu reduzieren. Die Workouts in diesem Buch verlangen ein gutes Ausgangsniveau, weshalb man bereits Normalgewicht haben sollte, wenn man mit dem Training einsteigen möchte. Durch das intensive Training wird man bei konsequenter Umsetzung unnötige Fettreserven weiter abbauen können.

Cross Training kann aber gleichzeitig genutzt werden, um Muskeln aufzubauen. Auch hier gilt, dass man bereits ein gewisses Niveau als Voraussetzung mitbringen muss, aber mit dem 365-Tage-Trainingsplan wird man nach einem Jahr ein deutlich höheres Niveau erreicht haben.

Neben Muskelaufbau und Gewichtsreduktion bietet Cross Training aber auch ein Trainingssystem, dass Fitness im Allgemeinen trainiert. Durch die Verwendung von komplexen Übungen und individuell herausfordernden Trainingseinheiten werden Koordination und Beweglichkeit ebenso geschult wie Kraft und Ausdauer. Dadurch wird man auch während des Alltags leistungsfähiger.

Darüber hinaus kann Cross Training ebenfalls gesundheitsprophylaktische Wirkung zeigen.

CROSS TRAINING SERIES

Die Cross Training Series umfasst mehrere Bücher, die alle der gleichen Struktur und dem gleichen Prinzip folgen. Dabei unterscheiden sie sich jedoch inhaltlich und bieten für unterschiedliche Zielgruppen den richtigen Trainingsplan.

1. „Beginner Cross Training"

In Beginner Cross Training geht es um den Einstieg ins Cross Training. Die Workouts sind so ausgelegt, dass man als absoluter Anfänger mit dem Training beginnen kann. Alle Übungen werden Schritt für Schritt erklärt und die Workouts führen Dich Stück für Stück zu den Benchmark-WODs.

2. „Bodyweight Cross Training"

In Bodyweight Cross Training geht es um das Training mit dem eigenen Körpergewicht. Der 365-Tage-Trainingsplan nutzt nur Bodyweight-Übungen, die praktisch überall gemacht werden können. Als Equipment benötigt man lediglich ein Jump Rope (Speed Rope). Auch Bodyweight Cross Training beginnt praktisch bei null und ist damit perfekt für Anfänger geeignet.

3. „Advanced Cross Training"

Advanced Cross Training geht den nächsten Schritt. Nachdem man Beginner Cross Training geschafft hat, kann man mit diesen fortgeschrittenen Workouts einsteigen. Ein neuer 365-Tage-Trainingsplan zeigt intensivere Übungen und führt zu den sogenannten Hero-WODs.

4. „Kettlebell Cross Training"

Kettlebell Cross Training gibt Dir eine Einführung in das Training mit Kettlebell-Übungen. Viele der fortgeschrittenen WODs nutzen Kettlebell-Übungen, da sie viele Vorteile mit sich bringen. Mit einem neuen 365-Tage-Trainingsplan lernst Du die Basics kennen und erhältst eine weitere Herausforderung für Dein Training.

5. „Women Cross Training"

Women Cross Training ist speziell für Frauen kreiert worden. Meist zögern Frauen damit, ein intensives Krafttraining zu beginnen, aus Sorge, zu viel Muskelmasse aufzubauen. Warum diese Sorge unbegründet ist, zeige ich in diesem Buch und präsentiere darüber hinaus einen neuen 365-Tage-Trainingsplan, speziell auf die Bedürfnisse von Frauen zugeschnitten.

INHALTSVERZEICHNIS

CROSS TRAINING

Cross Training wird normalerweise in einem speziellen Gym, einer sogenannten „Box", trainiert. Wenn Du jedoch mit diesem Buch individuell und für Dich alleine, ohne Box oder Trainer, arbeiten möchtest, dann solltest Du Dich an folgende Prinzipien halten.

EINE CROSS TRAINING EINHEIT

Auch wenn die Workouts, die sogenannten WODs (Workouts of the day), im Cross Training fast jeden Tag variieren, so ist der Ablauf einer Trainingseinheit im Cross Training doch immer derselbe. Dieser Ablauf hat sich bewährt und sorgt dafür, dass Du den größten Nutzen aus Deinem Training herausholen kannst.

Die grobe Struktur einer Crosstrainingseinheit sieht immer so aus:

1. Warm-Up
2. Techniktraining
3. WOD (Workout of the day)
4. Cool-Down

Diesen Ablauf solltest Du einhalten, wenn Du alleine trainieren möchtest.

WARM-UP

Das Warm-Up ist geprägt von lockeren Ausdauerübungen, wie leichtes Joggen, Jumping Jacks oder entspannte Burpees. Nach dem allgemeinen Aufwärmen durch diese Ausdauerübungen folgen Übungen mit wenig Gewicht, die auf das anschließende WOD vorbereiten sollen. Erwarten Dich zum Beispiel Deadlifts und Benchpress im WOD, so solltest Du im Warm-Up 5-10 lockere Liegestütze und Air Squats machen.

Durch das Warm-Up wird Dein Körper auf die folgende Beanspruchung vorbereitet. Dies dient zum einen der Verletzungsprophylaxe und zum anderen steigert es Deine Leistungsfähigkeit.

TECHNIKTRAINING

Für viele ist Krafttraining nichts als simples Heben, Drücken und Stoßen von Gewichten. Wer aber schon einmal eine komplexere Übung (wie Snatch oder Clean) gemacht hat, der weiß, dass viele Krafttrainingsübungen auch einen hohen koordinativen Anspruch haben. Diese Koordination muss ebenfalls trainiert werden. Genau dafür ist das Techniktraining da.

Wenn Du alleine trainierst, dann solltest Du während des Techniktrainings zum einen Übungen ausführen, die Du noch nicht sauber beherrscht und zum anderen die Übungen durchführen, die im folgenden WOD verlangt werden.

Dabei geht es weder um Geschwindigkeit noch um Gewicht. Beim Techniktraining geht es nur um die Form, weshalb Du hier ein langsames Bewegungstempo und wenig bis keine Gewichte verwenden solltest.

Führe jede Übung ein paarmal durch, bis Du mit Deiner Technik zufrieden bist und Du die Belastung dort spürst, wo sie auch sein soll, nämlich in den beanspruchten Muskelgruppen.

WOD (WORKOUT OF THE DAY)

Das WOD ist das Kernstück einer jeden Cross Training Einheit. Auch wenn sich die meisten WODs voneinander unterscheiden, so trainieren sie insgesamt jedoch immer Deine Fitness im Allgemeinen.

Bei den WODs geht es entweder darum, so viele Wiederholungen wie möglich in einer vorgegebenen Zeit zu schaffen oder eine vorgegebene Wiederholungszahl so schnell wie möglich zu absolvieren.

Es gibt auch zusätzliche Trainingsprinzipien, die aber letztlich nur Varianten dieser beiden sind.

COOL-DOWN

Das Cool-Down ist ebenso wichtig wie das Warm-Up. Inhaltlich geht es hier erneut um ein lockeres Ausdauertraining, allerdings diesmal in Verbindung mit Basic Stretching Übungen.

Leichtes Auslaufen und ein paar Dehnübungen optimieren die anschließende Regeneration und wirken ebenso wie das Warm-Up verletzungsprophylaktisch und leistungssteigernd.

TRAININGSPRINZIPIEN

Nicht nur die Übungen und Workouts sind entscheidend beim Trainingserfolg, sondern auch die Art und Weise, wie man diese durchführt. Im Folgenden habe ich Dir die wichtigsten Trainingsprinzipien aufgelistet. Versuche Dich beim Training immer an diese zu erinnern, da sie zum einen Dein Training gesundheitsschonender machen und zum anderen einfach effektiver.

1. **Technik und Form**

Um die Trainingsintensität zu steigern, erhöhen viele das Gewicht, machen weniger Pause oder mehr Wiederholungen. Der erste Schritt zur Steigerung der Trainingsintensität ist aber die Verbesserung der Form.

Je sauberer die Form, desto weniger wird die Bewegung durch Gelenkstrukturen und andere Muskeln abgefälscht und desto mehr müssen die Muskeln arbeiten, die mit der Übung auch angesprochen werden sollen.

Beim Training ist es daher am wichtigsten, eine optimale Form erreichen zu wollen und zwar bei jeder Wiederholung, denn sie ist es, die am gesundheitsschonendsten und effektivsten die Intensität des Trainings erhöht.

2. Atmung

Auch die Atmung spielt eine wichtige Rolle. Wann immer man eine Übung ausführt, sollte man in die entsprechende Muskulatur hineinatmen. Auch das erhöht die Intensität und damit die Effektivität der Übung.

Sobald man sich (mit oder ohne Gewichte) entgegen der Schwerkraft bewegt, sollte man ausatmen. Senkt man sich oder das Gewicht in Richtung der Schwerkraft ab, sollte man einatmen.

3. Bewegungsgeschwindigkeit

Auch wenn es bei vielen WODs darum geht, die Geschwindigkeit zu erhöhen, so sollte man doch stets dabei nicht die Technik außer Acht lassen. Die Bewegungsgeschwindigkeit sollte also niemals auf Kosten der Form erhöht werden, da eine schlechtere Form zwangsläufig die Intensität senkt. Dieselbe Intensität, die man durch eine schnellere Bewegungsgeschwindigkeit erhöhen wollte.

4. Bewegungsamplitude

Jede Wiederholung sollte über den kompletten Bewegungsspielraum (Bewegungsamplitude) ausgeführt werden. So werden die verschiedenen Muskelgruppen auch in ihrem gesamten Spektrum trainiert.

Dies bedeutet zum einen, dass der Trainingsreiz erhöht wird, und zum anderen, dass man auch gleichzeitig seine Beweglichkeit verbessert.

5. Kontrolle

Bei jeder Wiederholung sollte man sich selbst und das Gewicht kontrollieren können. Dies gilt immer für beide Bewegungsrichtungen und nicht nur für die Richtung entgegen der Schwerkraft.

Viele ziehen sich zum Beispiel beim Pull-up sehr kontrolliert nach oben, aber einmal dort angekommen lassen sie sich vollkommen unkontrolliert wieder absinken. Wenn man aber in beide Bewegungsrichtungen Kontrolle ausübt und die Spannung in der Muskulatur aufrechterhält, erhöht man die Trainingsintensität und erhält ein effektiveres Training.

ÜBUNGEN UND WORKOUTS IN DIESEM BUCH

In diesem Buch findest Du einen Trainingsplan ausgelegt für 365 Tage. Die Workouts bauen aufeinander auf und werden von Woche zu Woche schwieriger, weshalb Du ganz vorne am Anfang beginnen solltest.

Zunächst erwarten Dich 20 Wochen „Intermediate" Workouts. Diese trainieren vor allem Basisübungen, also Übungen, die Du vielleicht auch schon kennst. Das Intermediate Training nutzt vor allem die sogenannten Benchmark-WODs. Diese WODs kennt jeder Cross Training Athlet und sie stellen die Grundlage für das folgende Training dar.

Ab Woche 21 folgen die „Advanced" Workouts. Diese sind sehr anstrengend und beinhalten auch fortgeschrittene Übungen, die Du eventuell nicht sofort schaffst. Nutze hier Dein Techniktraining, um zum Beispiel Übungen wie den Muscle-Up zu meistern.

Im Advanced Training werden vor allem Hero-WODs verwendet. Diese wurden nach gefallenen Soldaten, Polizisten und Feuerwehrmännern benannt, um sie und ihre Leistungen im Dienst zu ehren.

WORKOUTS FÜR INTERMEDIATE (WOCHE 1 - 20)

Im Intermediate Bereich wird 4x/Woche trainiert. In jeder Woche werden sowohl Ausdauer- als auch Kraft-Workouts gefordert. Darüber hinaus findet man in jeder Woche 2 Benchmark-WODs. Diese dienen zum einen dazu, die Basis-Übungen zu wiederholen und zum anderen dazu, den eigenen Leistungsstand einschätzen und vergleichen zu können.

Die folgenden 20 Wochen bereiten Dich auf die kommenden Workouts und Übungen im fortgeschrittenen Bereich vor, weshalb ich Dir dringend rate, hier mit dem Training zu beginnen. Auch wenn Du schon Vorkenntnisse hast und vielleicht schon seit längerem konsequent trainierst, ist es ratsam, die ersten Wochen nicht zu überspringen und gleich mit den fortgeschrittenen Workouts einzusteigen, da viele der dort vorgestellten Übungen und Workouts sehr schwer sind. So schwer, dass man sie ohne vernünftige Vorbereitung nicht bewältigen kann.

Achte immer auf die zuvor besprochenen Trainingsprinzipien (Kontrolle, Atmung, Amplitude, Geschwindigkeit, Technik und Form).

WOCHE 1

Tag	Mo	Di	Mi	Do	Fr	Sa	So
Workout	1		2		3		4
Kategorie	B	--	K	--	B	--	A

Tag 1 – Montag

Benchmark: Angie (Woche 1)

Beim Angie WOD geht es darum, alle Wiederholungen der 4 Basisübungen Pull-ups, Push-ups, Crunches und Air Squats so schnell wie möglich zu absolvieren. Hierbei bleibt man zunächst bei einer Übung, bis man die geforderte Wiederholungszahl für diese Übung geschafft hat. Erst dann geht man zur nächsten Übung über.

WOD 1:

Kategorie: B	
Übungen:	<ul><li>50 Pull-ups</li><li>50 Push-ups</li><li>50 Crunches</li><li>50 Air Squats</li></ul>
Ablauf:	Auf Zeit

Pull-ups

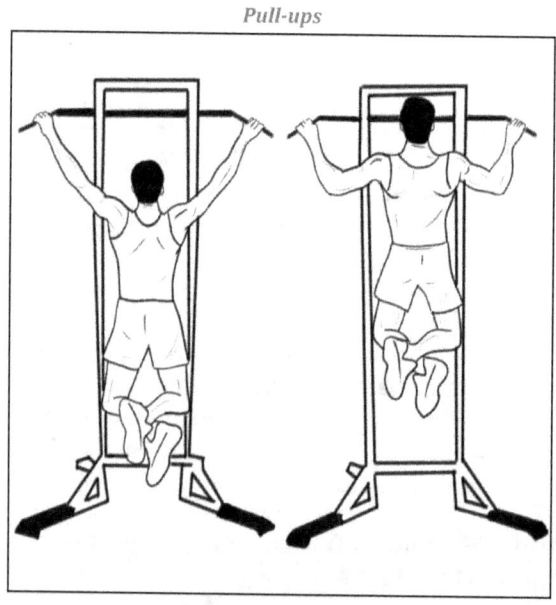

ABBILDUNG 1 - PULL-UPS

Push-ups

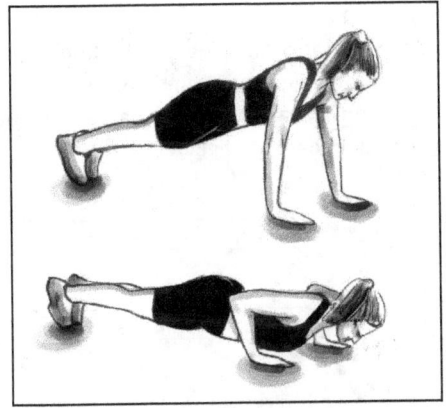

ABBILDUNG 2 - PUSH-UPS

Crunches

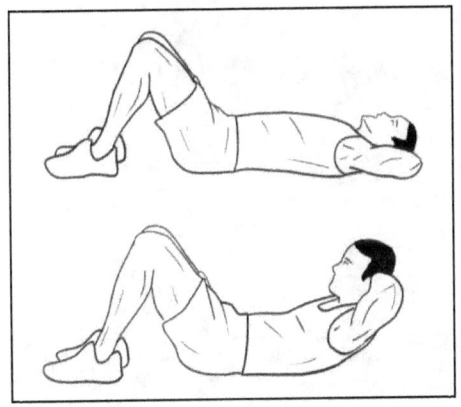

ABBILDUNG 3 – CRUNCH

Air Squats

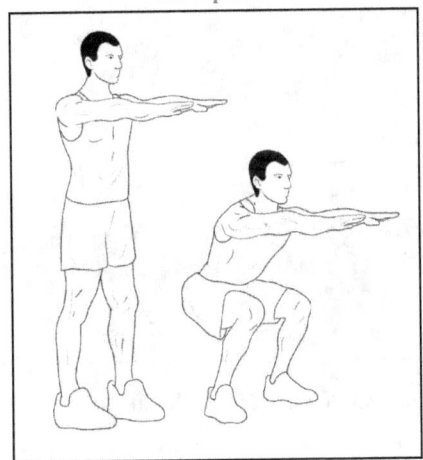

ABBILDUNG 4 - AIR SQUATS

Tag 2 – Mittwoch

Technik

An den Tagen, an denen Du ein reines Krafttraining durchführst, solltest Du Dich auf Deine Technik konzentrieren. Hier werden Übungen aus Beginner Cross Training wiederholt, da sie die Grundlage für die späteren Übungen im Advanced Bereich darstellen. Konzentriere Dich also auf die Form und weniger auf Gewicht und Geschwindigkeit.

WOD 2:

Kategorie: K	
Übungen:	• 10 Deadlift • 10 Benchpress
Ablauf:	5 Runden, Pause zwischen den Runden nach Bedarf

Deadlift

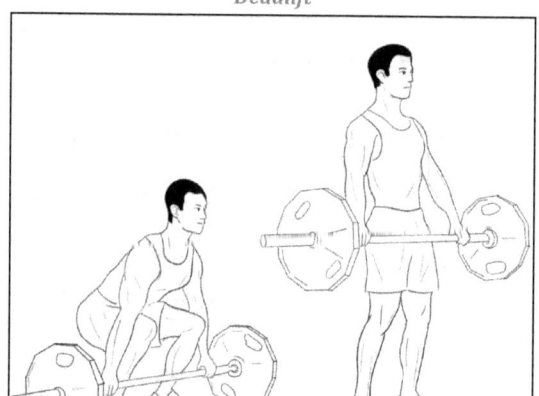

ABBILDUNG 5 – DEADLIFT

Benchpress

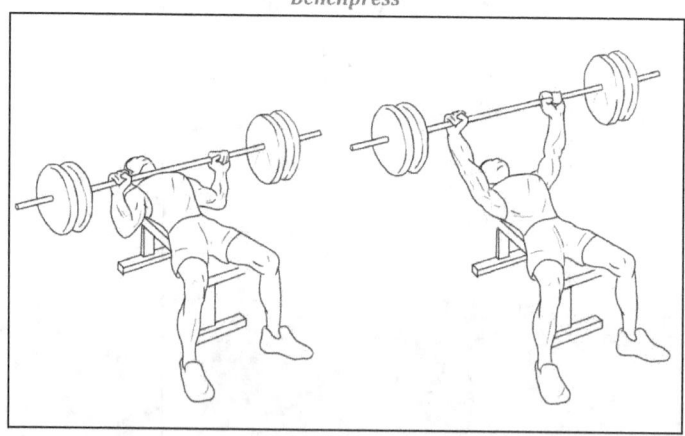

ABBILDUNG 6 – BENCHPRESS

Tag 3 – Freitag

Benchmark: Annie (Woche 1)

Bei Annie wird eine Ausdauer- und eine Kraftübung kombiniert. Gemeinsam wird so aus dem Workout ein umfassendes Training für Muskulatur und Herz-Kreislaufsystem. Auch bei diesem WOD geht es darum, so schnell wie möglich alle Wiederholungen zu absolvieren.

WOD 3:

Kategorie: B	
Übungen:	• Jump Rope (Double Jump) • Crunches
Ablauf:	25-20-15-10-5 Wiederholungen, auf Zeit

Jump Rope (Double Jump)

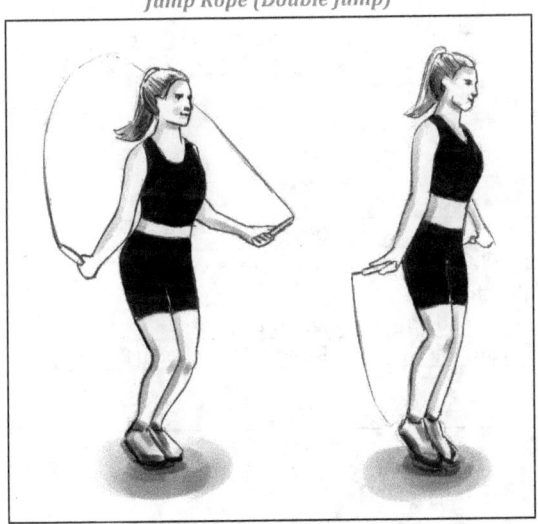

ABBILDUNG 7 - DOUBLE JUMP

Tag 4 – Sonntag

Ausdauer

Am 4. Trainingstag im Intermediate-Bereich wartet immer eine reine Ausdauereinheit auf Dich.

WOD 4:

Kategorie: A	
Übungen:	• 100m Sprint • 300m Laufen
Ablauf:	6 Runden, auf Zeit

Tag	Mo	Di	Mi	Do	Fr	Sa	So
Workout	1		2		3		4
Kategorie	B	--	K	--	B	--	A

Tag 1 – Montag

Benchmark: Angie (Woche 2)

In der zweiten Woche Angie trainierst Du bereits den vollen Umfang des Benchmark WODs. Es werden also diese Woche 100 Wiederholungen jeder Übung gefordert.

WOD 1:

Kategorie: B	
Übungen:	• 100 Pull-ups • 100 Push-ups • 100 Crunches • 100 Air Squats
Ablauf:	Auf Zeit

Tag 2 – Mittwoch

Technik

WOD 2:

Kategorie: K	
Übungen:	• 10 Deadlift • 10 Benchpress • 10 Overhead Squat (Langhantel)
Ablauf:	5 Runden, Pause zwischen den Runden nach Bedarf

Overhead Squat

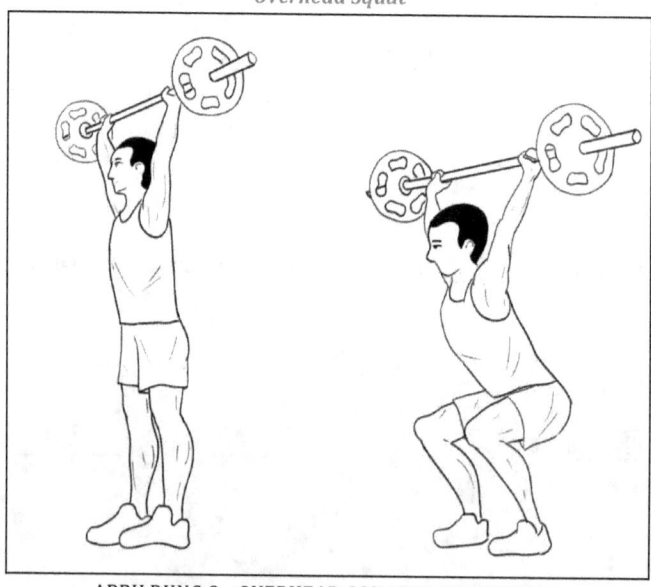

ABBILDUNG 8 - OVERHEAD SQUAT (LANGHANTEL)

Tag 3 – Freitag

Auch bei Annie werden in der zweiten Woche bereits die vollen Wiederholungszahlen gefordert.

WOD 3:

Kategorie: B	
Übungen:	• Jump Rope (Double Jump) • Crunches
Ablauf:	50-40-30-20-10 Wiederholungen, auf Zeit

Tag 4 – Sonntag

Ausdauer

WOD 4:

Kategorie: A	
Übungen:	• 50m Sprint • 350m Laufen
Ablauf:	6 Runden, auf Zeit

WOCHE 3

Tag	Mo	Di	Mi	Do	Fr	Sa	So
Workout	1		2		3		4
Kategorie	B	--	K	--	B	--	A

Tag 1 – Montag

Benchmark: Lynne (Woche 1)

Lynne ist das erste Benchmark WOD in diesem Buch, das Übungen mit Gewichten nutzt. Achte hier darauf, eine saubere Technik auszuführen und höhere Wiederholungszahlen nicht durch abfälschen zu „erkaufen". Beim Benchpress solltest Du Dein eigenes Körpergewicht auflegen.

WOD 1:

Kategorie: B	
Übungen:	• Benchpress (Körpergewicht) • Pull-ups
Ablauf:	5 Runden, maximale Wiederholungszahl, 2min Pause zwischen den Runden

Tag 2 – Mittwoch

Technik
WOD 2:

Kategorie: K	
Übungen:	• 10 Deadlift • 10 Overhead Squat (Langhantel) • 10 Burpees
Ablauf:	5 Runden, Pause zwischen den Runden nach Bedarf

Burpee

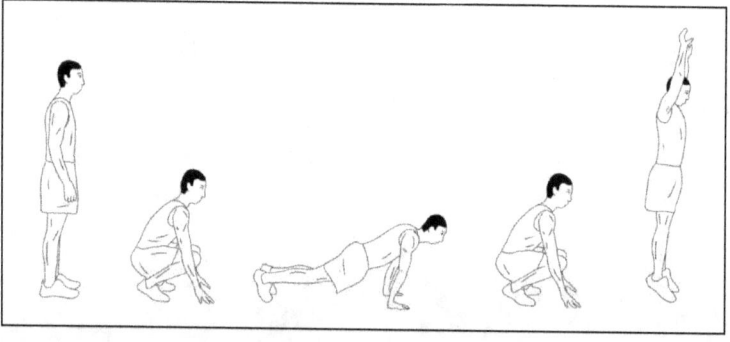

ABBILDUNG 9 – BURPEE

Tag 3 – Freitag
Benchmark: Nancy (Woche 1)

Nancy kombiniert wieder Ausdauer- und Kraftübungen.

WOD 3:

Kategorie: B	
Übungen:	• 400m laufen • 15 Overhead Squats (mit ca. 40kg)
Ablauf:	3 Runden, auf Zeit

Tag 4 – Sonntag
Ausdauer

WOD 4:

Kategorie: A	
Übungen:	• 15s Uphill Sprint • 45s Downhill Walk
Ablauf:	6 Runden, maximale Anstrengung beim Sprint

WOCHE 4

Tag	Mo	Di	Mi	Do	Fr	Sa	So
Workout	1		2		3		4
Kategorie	B	--	K	--	B	--	A

Tag 1 – Montag
Benchmark: Lynne (Woche 2)

In der zweiten Woche wird die Pausendauer zwischen den Runden verkürzt.

WOD 1:

Kategorie: B	
Übungen:	• Benchpress (Körpergewicht) • Pull-ups
Ablauf:	5 Runden, maximale Wiederholungszahl, 60s Pause zwischen den Runden

Tag 2 – Mittwoch
Technik
WOD 2:

Kategorie: K	
Übungen:	• 10 Burpees • 10 Clean
Ablauf:	5 Runden, Pause zwischen den Runden nach Bedarf

Clean

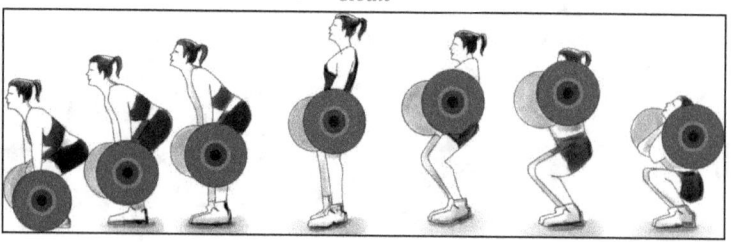

ABBILDUNG 10 – CLEAN

Tag 3 – Freitag

Benchmark: Nancy (Woche 2)

In der zweiten Woche wird die Rundenanzahl erhöht.

WOD 3:

Kategorie: B	
Übungen:	• 400m Laufen • 15 Overhead Squats (mit ca. 40kg)
Ablauf:	5 Runden, auf Zeit

Tag 4 – Sonntag

Ausdauer

WOD 4:

Kategorie: A	
Übungen:	• 30s Uphill Sprint • 45s Downhill Walk
Ablauf:	6 Runden, maximale Anstrengung beim Sprint

WOCHE 5

Tag	Mo	Di	Mi	Do	Fr	Sa	So
Workout	1		2		3		4
Kategorie	B	--	K	--	B	--	A

Tag 1 – Montag
Benchmark: Barbara (Woche 1)
Barbara nutzt wieder die 4 Bodyweight-Basisübungen.

WOD 1:

Kategorie: B	
Übungen:	• 20 Pull-ups • 30 Push-ups • 40 Crunches • 50 Air Squats
Ablauf:	3 Runden, auf Zeit

Tag 2 – Mittwoch
Technik
WOD 2:

Kategorie: K	
Übungen:	• 10 Burpees • 10 Clean • 10 Kettlebell Swing
Ablauf:	5 Runden, Pause zwischen den Runden nach Bedarf

Kettlebell Swing

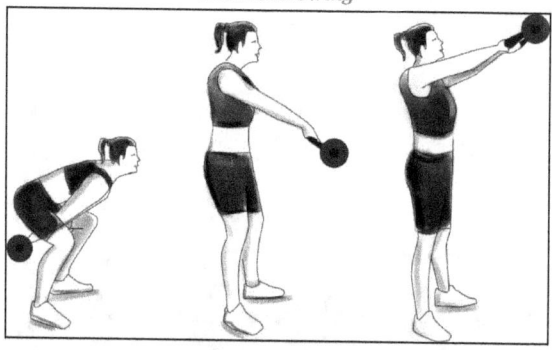

ABBILDUNG 11 - KETTLEBELL SWING

Tag 3 – Freitag

Benchmark: Linda („3 Bars of Death" - Woche 1)

Bei Linda tauchen die bisherigen Langhantelübungen wieder auf. Das Endziel ist, folgende Gewichte verwenden zu können:

- Deadlift = 1,5x Körpergewicht
- Benchpress = Körpergewicht
- Clean = 0,75x Körpergewicht

Beginnen sollte man aber mit der Hälfte.

WOD 3:

Kategorie: B	
Übungen:	• Deadlifts • Benchpress • Clean
Ablauf:	10-9-8-7-6-5-4-3-2-1 Wiederholungen pro Runde, auf Zeit

Tag 4 – Sonntag

Ausdauer

WOD 4:

Kategorie: A	
Übungen:	• 3min Jump Rope (Double Jump) • 3min Jump Rope (Alternate Jump)
Ablauf:	2 Runden, 60s Pause zwischen den Runden

Jump Rope (Alternate Jump)

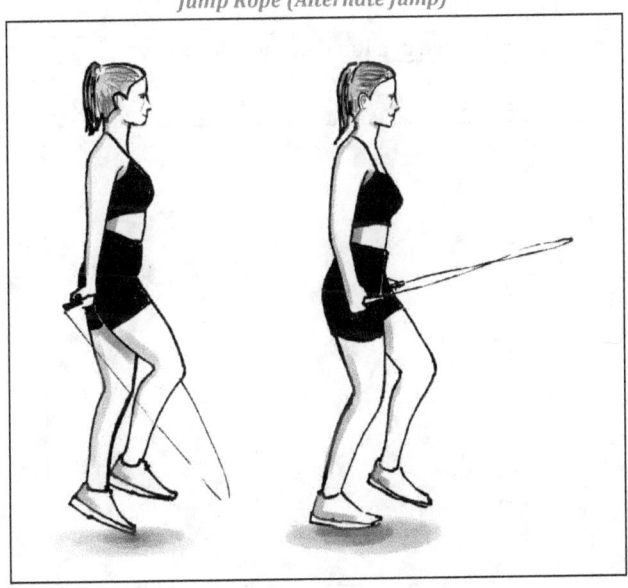

ABBILDUNG 12 - JUMP ROPE (ALTERNATE JUMP)

WOCHE 6

Tag	Mo	Di	Mi	Do	Fr	Sa	So
Workout	1		2		3		4
Kategorie	B	--	K	--	B	--	A

Tag 1 – Montag
Benchmark: Barbara (Woche 2)
In der zweiten Woche geht es darum, 5 Runden zu schaffen.

WOD 1:

Kategorie: B	
Übungen:	• 20 Pull-ups • 30 Push-ups • 40 Crunches • 50 Air Squats
Ablauf:	5 Runden, auf Zeit

Tag 2 – Mittwoch
Technik
WOD 2:

Kategorie: K	
Übungen:	• 10 Clean • 10 Kettlebell Swing • 10 Thruster
Ablauf:	5 Runden, Pause zwischen den Runden nach Bedarf

Thruster

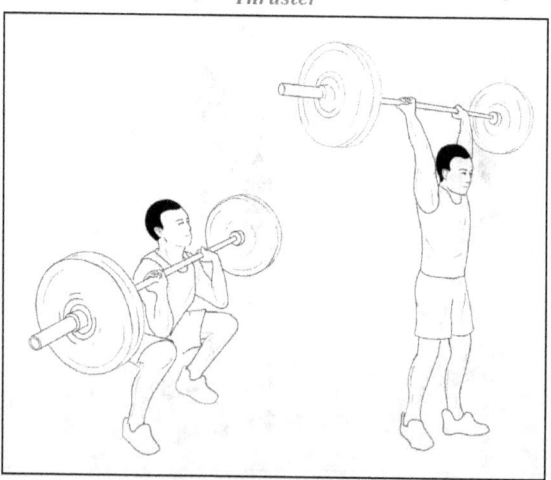

ABBILDUNG 13 – THRUSTER

Tag 3 – Freitag

Benchmark: Linda („3 Bars of Death" - Woche 2)

Versuche in der zweiten Woche Deine Gewichte zu steigern.

WOD 3:

Kategorie: B	
Übungen:	• Deadlifts • Benchpress • Clean
Ablauf:	10-9-8-7-6-5-4-3-2-1 Wiederholungen pro Runde, auf Zeit

Tag 4 – Sonntag

Ausdauer

WOD 4:

Kategorie: A	
Übungen:	• 3min Jump Rope (Double Jump) • 3min Jump Rope (Alternate Jump)
Ablauf:	3 Runden, 60s Pause zwischen den Runden

WOCHE 7

Tag	Mo	Di	Mi	Do	Fr	Sa	So
Workout	1		2		3		4
Kategorie	B	--	K	--	B	--	A

Tag 1 – Montag

Benchmark: Nicole (Woche 1)

Nicole ist ein AMRAP. Das bedeutet, dass man so viele Runden wie möglich in der vorgegebenen Zeit schaffen soll (AMRAP – As many rounds as possible).

WOD 1:

Kategorie: B	
Übungen:	• 400m Laufen • Pull-up (maximale Wiederholungszahl)
Ablauf:	AMRAP: As many rounds as possible in 15min

Tag 2 – Mittwoch

Technik
WOD 2:

Kategorie: K	
Übungen:	• 10 Kettlebell Swing • 10 Thruster • 10 Snatch
Ablauf:	5 Runden, Pause zwischen den Runden nach Bedarf

Snatch

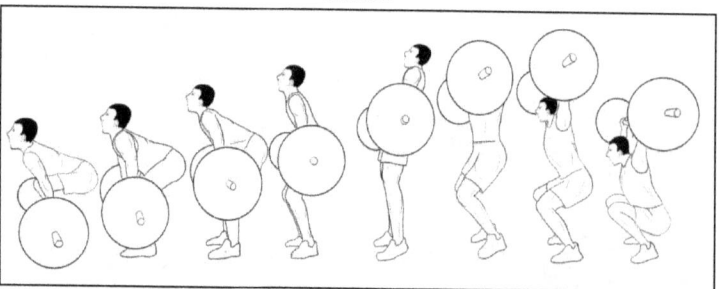

ABBILDUNG 14 – SNATCH

Tag 3 – Freitag

Chelsea ist ein „Every minute on the minute" WOD. Dies bedeutet, dass jede Minute eine Runde der Übungen absolviert werden soll. Ziel ist es, Chelsea 30min lang durchzuhalten. Falls Du mit diesem WOD noch keine Erfahrungen gemacht hast, solltest Du mit 15min Gesamtdauer beginnen.

WOD 3:

Kategorie: B	
Übungen:	• 5 Pull-ups • 10 Push-ups • 15 Air Squats
Ablauf:	Every minute on the minute for 15min

Tag 4 – Sonntag

Ausdauer
WOD 4:

Kategorie: A	
Übungen:	• 3min Jump Rope (Double Jump) • 3min Jump Rope (Alternate Jump)
Ablauf:	5 Runden, 60s Pause zwischen den Runden

WOCHE 8

Tag	Mo	Di	Mi	Do	Fr	Sa	So
Workout	1		2		3		4
Kategorie	B	--	K	--	B	--	A

Tag 1 – Montag
Benchmark: Nicole (Woche 2)
In der zweiten Woche wird die Zeit um 5min erhöht.

WOD 1:

Kategorie: B	
Übungen:	• 400m Laufen • Pull-up (maximale Wiederholungszahl)
Ablauf:	AMRAP: As many rounds as possible in 20min

Tag 3 – Mittwoch
Technik
WOD 2:

Kategorie: K	
Übungen:	• 10 Thruster • 10 Snatch • 10 Clean and Jerk
Ablauf:	5 Runden, Pause zwischen den Runden nach Bedarf

Clean and Jerk
Führe nach einem Clean direkt einen Jerk aus.

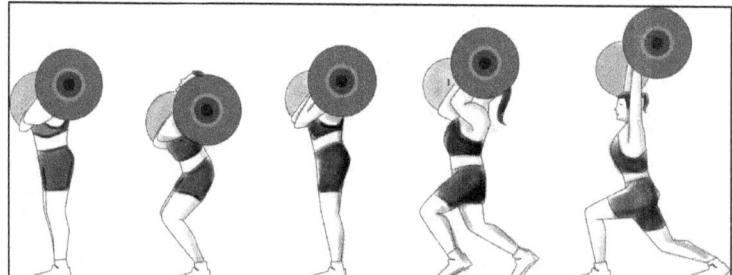

ABBILDUNG 15 – JERK

Tag 3 – Freitag

Benchmark: Chelsea (Woche 2)

Das Ziel bei Chelsea sind wie gesagt 30min. In der zweiten Woche sind 20min aber auch schon sehr gut.

WOD 3:

Kategorie: B	
Übungen:	• 5 Pull-ups • 10 Push-ups • 15 Air Squats
Ablauf:	Every minute on the minute for 20min

Tag 4 – Sonntag

Ausdauer

WOD 4:

Kategorie: A	
Übungen:	• 1min Jump Rope (Double Jump) • 1min Jump Rope (Alternate Jump)
Ablauf:	10 Runden, 60s Pause zwischen den Runden

Tag	Mo	Di	Mi	Do	Fr	Sa	So
Workout	1		2		3		4
Kategorie	B	--	K	--	B	--	A

Tag 1 – Montag

Benchmark: Helen (Woche 1)

Helen mischt Kraft- und Ausdauertraining. Zu Beginn solltest Du das Gewicht beim Kettlebell Swing frei wählen. Ziel ist es, 20kg zu verwenden.

WOD 1:

Kategorie: B	
Übungen:	• 400m Laufen • 15 Ketllebell Swing (ca. 20kg) • 6 Pull-ups
Ablauf:	3 Runden

Tag 2 – Mittwoch

Technik

WOD 2.

Kategorie: K	
Übungen:	• 10 Snatch • 10 Clean and Jerk • 10 Wall Ball
Ablauf:	5 Runden, Pause zwischen den Runden nach Bedarf

Wall Ball

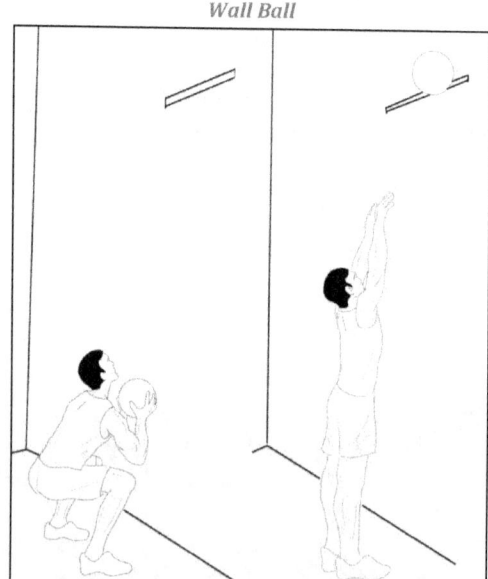

ABBILDUNG 16 - WALL BALL

Tag 3 – Freitag
Benchmark: Cindy (Woche 1)

Cindy ist wieder ein AMRAP. In der ersten Woche solltest Du es 15min lang durchhalten können.

WOD 3:

Kategorie: B	
Übungen:	• 5 Pull-ups • 10 Push-ups • 15 Air Squats
Ablauf:	AMRAP: As many rounds as possible in 15min

Tag 4 – Sonntag
Ausdauer

WOD 4:

Kategorie: A	
Übungen:	• 50 Burpees
Ablauf:	Auf Zeit

WOCHE 10

Tag	Mo	Di	Mi	Do	Fr	Sa	So
Workout	1		2		3		4
Kategorie	B	--	K	--	B	--	A

Tag 1 – Montag
Benchmark: Helen (Woche 2)
In der zweiten Woche erhöhen sich die Wiederholungszahlen auf das Maximum für Helen.

WOD 1:

Kategorie: B	
Übungen:	<ul><li>400m Laufen</li><li>21 Ketllebell Swing (ca. 20kg)</li><li>12 Pull-ups</li></ul>
Ablauf:	3 Runden

Tag 2 – Mittwoch
Technik
WOD 2:

Kategorie: K	
Übungen:	<ul><li>10 Clean and Jerk</li><li>10 Wall Ball</li><li>Maximum Handstand Push-up</li></ul>
Ablauf:	5 Runden, Pause zwischen den Runden nach Bedarf

Handstand Push-up

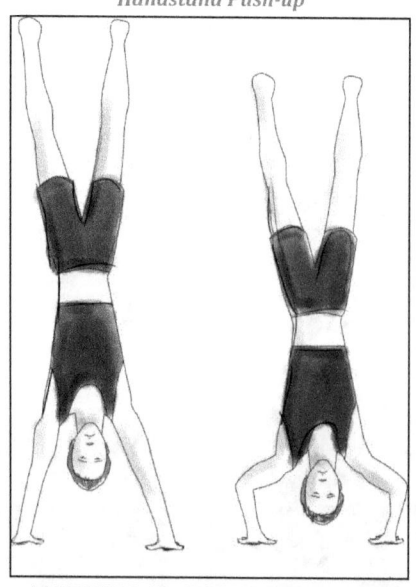

ABBILDUNG 17 - HANDSTAND PUSH-UP

Tag 3 – Freitag

Benchmark: Cindy (Woche 2)

Die Gesamtdauer steigt in Woche 2 um 5min.

WOD 3:

Kategorie: B	
Übungen:	• 5 Pull-ups • 10 Push-ups • 15 Air Squats
Ablauf:	AMRAP: As many rounds as possible in 20min

Tag 4 – Sonntag

Ausdauer

WOD 4:

Kategorie: A	
Übungen:	• 100 Burpees
Ablauf:	Auf Zeit

Woche 11

Tag	Mo	Di	Mi	Do	Fr	Sa	So
Workout	1		2		3		4
Kategorie	B	--	K	--	B	--	A

Tag 1 – Montag
Benchmark: Fran (Woche 1)
Bei Fran wird die Übung Thruster genutzt. Ziel ist es, 40kg zu verwenden. Falls dieses WOD für Dich noch neu ist, solltest Du mit 20kg Gewicht einsteigen.

WOD 1:

Kategorie: B	
Übungen:	• Thruster (ca. 40kg) • Pull-ups
Ablauf:	21-15-9 Wiederholungen, auf Zeit

Tag 2 – Mittwoch
Technik
WOD 2:

Kategorie: K	
Übungen:	• 10 Wall Ball • Maximum Handstand Push-up • Maximum Ring Dips
Ablauf:	5 Runden, Pause zwischen den Runden nach Bedarf

Maximum Ring Dips

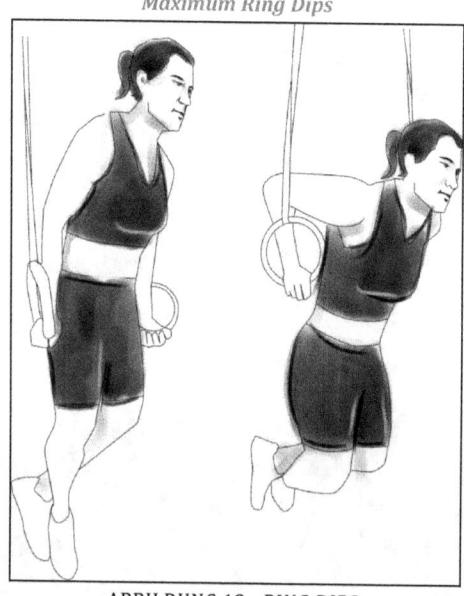

ABBILDUNG 18 - RING DIPS

Tag 3 – Freitag

Benchmark: Jackie (Woche 1)

Bei Jackie wird 1.000m gerudert. Falls Du keine Rudermaschine zur Verfügung hast, kannst Du alternativ natürlich die gleiche Strecke laufen. Beim Thruster kannst Du mit 10kg einsteigen, Ziel sollte es jedoch sein, 18kg verwenden zu können.

WOD 3:

Kategorie: B	
Übungen:	• 1.000m Rudern • 25 Thruster (ca. 18kg) • 15 Pull-ups
Ablauf:	Auf Zeit

Tag 4 – Sonntag

Ausdauer

WOD 4:

Kategorie: A	
Übungen:	• 150 Burpees
Ablauf:	Auf Zeit

WOCHE 12

Tag	Mo	Di	Mi	Do	Fr	Sa	So
Workout	1		2		3		4
Kategorie	B	--	K	--	B	--	A

Tag 1 – Montag

Benchmark: Fran (Woche 2)

In dieser Woche kannst Du das Gewicht beim Thruster erhöhen und versuchen, Deine Zeit von letzter Woche dennoch zu schlagen.

WOD 1:

Kategorie: B	
Übungen:	• Thruster (ca. 40kg) • Pull-ups
Ablauf:	21-15-9 Wiederholungen, auf Zeit

Tag 2 – Mittwoch

Technik

WOD 2:

Kategorie: K	
Übungen:	• Maximum Handstand Push-up • Maximum Ring Dips • Maximum Pistol Squat (jede Seite)
Ablauf:	5 Runden, Pause zwischen den Runden nach Bedarf

Pistol Squat

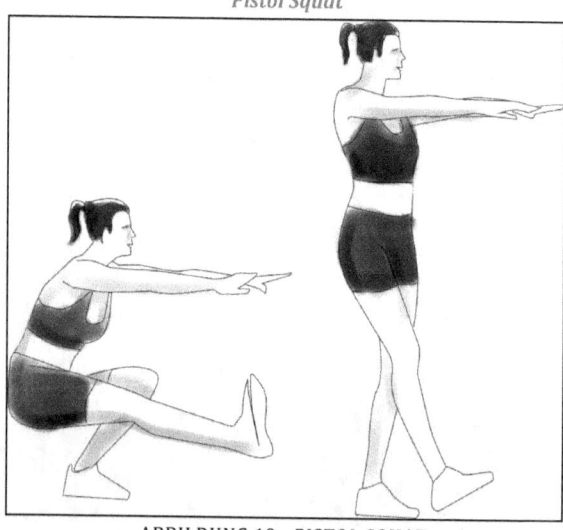

ABBILDUNG 19 - PISTOL SQUAT

Tag 3 – Freitag

Benchmark: Jackie (Woche 2)

In der zweiten Woche steigen die Wiederholungszahlen. Beim Thruster kannst Du versuchen, die 18kg zu verwenden.

WOD 3:

Kategorie: B	
Übungen:	<ul><li>1.000m Rudern</li><li>50 Thruster (ca. 18kg)</li><li>30 Pull-ups</li></ul>
Ablauf:	Auf Zeit

Tag 4 – Sonntag

Ausdauer

WOD 4:

Kategorie: A	
Übungen:	• 200 Burpees
Ablauf:	Auf Zeit

WOCHE 13

Tag	Mo	Di	Mi	Do	Fr	Sa	So
Workout	1		2		3		4
Kategorie	B	--	K	--	B	--	A

Tag 1 – Montag
Benchmark: Grace (Woche 1)

Grace kommt mit nur einer Übung aus. Mit dem Zielgewicht von 60kg hat es ein Clean and Jerk aber in sich. Falls das WOD noch neu für Dich ist, kannst Du es auch mit 40kg probieren.

WOD 1:

Kategorie: B	
Übungen:	• Clean and Jerk (ca. 60kg)
Ablauf:	30 Wiederholungen, auf Zeit

Tag 2 – Mittwoch
Technik
WOD 2:

Kategorie: K	
Übungen:	• Maximum Ring Dips • Maximum Pistol Squat (jede Seite) • 10 Box Jump
Ablauf:	5 Runden, Pause zwischen den Runden nach Bedarf

Box Jump

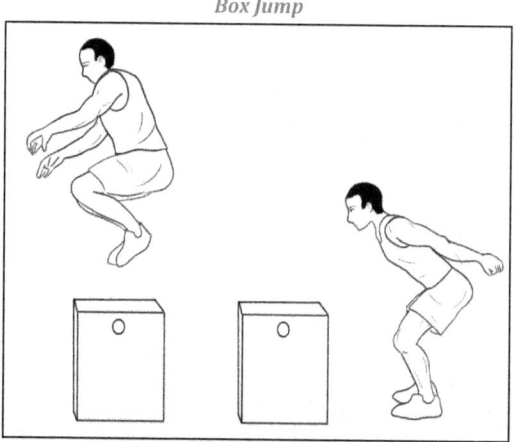

ABBILDUNG 20 - BOX JUMP

Tag 3 – Freitag

Auch Isabel verwendet nur eine Übung. Der Snatch soll später mit 60kg gemacht werden. Starte am besten mit 30kg.

WOD 3:

Kategorie: B	
Übungen:	• Snatch (ca. 60kg)
Ablauf:	30 Wiederholungen, auf Zeit

Tag 4 – Sonntag

Ausdauer

WOD 4:

Kategorie: A	
Übungen:	• 150 Jumping Jacks
Ablauf:	Auf Zeit

Jumping Jacks

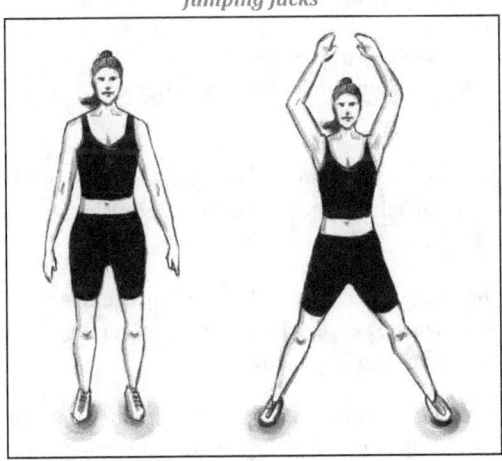

ABBILDUNG 21 - JUMPING JACK

Woche 14

Tag	Mo	Di	Mi	Do	Fr	Sa	So
Workout	1		2		3		4
Kategorie	B	--	K	--	B	--	A

Tag 1 – Montag

Benchmark: Grace (Woche 2)

In der zweiten Woche kannst Du das Gewicht steigern.

WOD 1:

Kategorie: B	
Übungen:	• Clean and Jerk (ca. 60kg)
Ablauf:	30 Wiederholungen, auf Zeit

Tag 2 – Mittwoch

Technik

WOD 2:

Kategorie: K	
Übungen:	• Maximum Pistol Squat (jede Seite)
	• 10 Box Jump
	• 10 Dumbbell Snatch (jede Seite)
Ablauf:	5 Runden, Pause zwischen den Runden nach Bedarf

Dumbbell Snatch

Der Dumbbell Snatch ist die erste neue Übung. Alle bisherigen Übungen wurden schon im Buch „Beginner Workout" ausführlich behandelt, weshalb ich hier nicht näher auf diese eingegangen bin.

Der Dumbbell Snatch jedoch ist noch neu für Dich. Allerdings kennst Du die Bewegung bereits aus der Übung „Snatch". Dort wurde sie allerdings mit einer Langhantel ausgeführt. Beim Dumbbell Snatch verwendet man eine Kurzhantel.

Zu Beginn ruht die Hantel auf dem Boden und man selbst steht schulterbreit. Nun beugt man die Knie und greift bei geradem Rücken nach der Kurzhantel. Anschließend macht man eine Deadliftbewegung und zieht die Hantel nun eng am Körper bis auf Kinnhöhe. Gleichzeitig stellt man sich auf die Zehenspitzen, um die Schwungwirkung noch zu verstärken und die Waden zu belasten. Jetzt nutzt man den Schwung und reißt die Hantel über Kopf. Die Knie sind in der Endposition leicht gebeugt.

Bei der nächsten Wiederholung wechselt man die Hantel in die andere Hand.

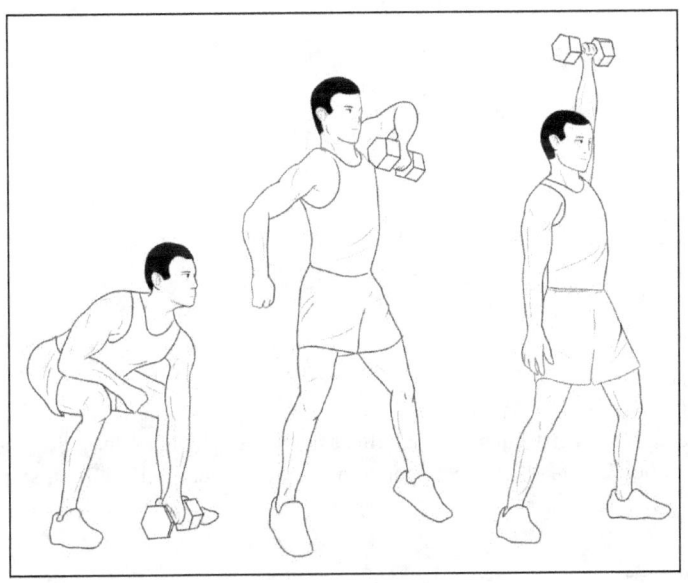

ABBILDUNG 22 - DUMBBELL SNATCH

Tag 3 – Freitag
Benchmark: Isabel (Woche 2)

Auch bei Isabel kannst Du diese Woche mehr Gewicht verwenden.

WOD 3:

Kategorie: B	
Übungen:	• Snatch (ca. 60kg)
Ablauf:	30 Wiederholungen, auf Zeit

Tag 4 – Sonntag
Ausdauer
WOD 4:

Kategorie: A	
Übungen:	• 250 Jumping Jacks
Ablauf:	Auf Zeit

WOCHE 15

Tag	Mo	Di	Mi	Do	Fr	Sa	So
Workout	1		2		3		4
Kategorie	B	--	K	--	B	--	A

Tag 1 – Montag

Benchmark: Diane (Woche 1)

Diane ist ein sehr fortgeschrittenes WOD. Sollte es noch neu für Dich sein, solltest Du mit weniger Gewicht bei den Deadlifts einsteigen und Dir mehr Pause bei den Handstand Push-ups gönnen.

WOD 1:

Kategorie: B	
Übungen:	• Deadlift (ca. 100kg) • Handstand Push-ups
Ablauf:	21-15-9 Wiederholungen, auf Zeit

Tag 2 – Mittwoch

Technik

WOD 2:

Kategorie: K	
Übungen:	• 10 Box Jump • 10 Dumbbell Snatch (jede Seite) • Maximum L-Pull-ups
Ablauf:	5 Runden, Pause zwischen den Runden nach Bedarf

L-Pull-ups

L-Pull-ups unterscheiden sich von regulären Pull-ups dadurch, dass man seine Beine anzieht und parallel zum Boden ausrichtet. Diese statische Belastung macht den Pull-up schwieriger und trainiert intensiver die Core-Muskulatur.

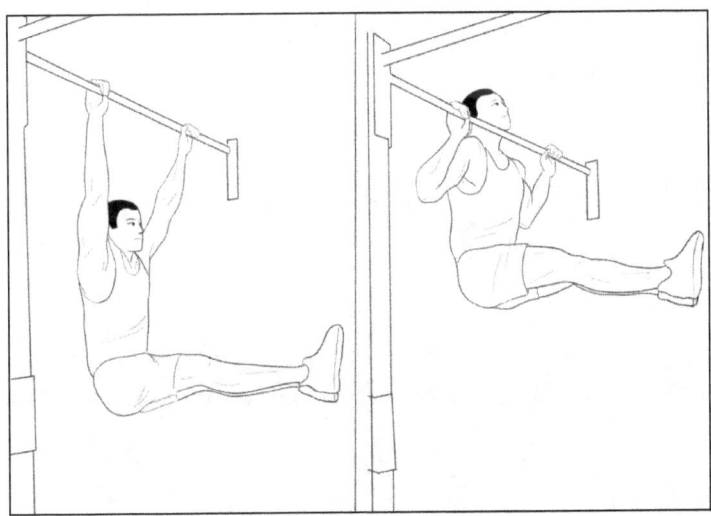

ABBILDUNG 23 - L-PULL-UP

Tag 3 – Freitag
Benchmark: Elizabeth (Woche 1)
Auch bei Elizabeth solltest Du als Einsteiger mit weniger Gewicht und vielen Pausen beginnen.

WOD 3:

Kategorie: B	
Übungen:	• Clean (ca. 60kg) • Ring Dips
Ablauf:	21-15-9 Wiederholungen, auf Zeit

Tag 4 – Sonntag
Ausdauer
WOD 4:

Kategorie: A	
Übungen:	• 100 Jumping Jacks • 50 Burpees
Ablauf:	Auf Zeit

WOCHE 16

Tag	Mo	Di	Mi	Do	Fr	Sa	So
Workout	1		2		3		4
Kategorie	B	--	K	--	B	--	A

Tag 1 – Montag
Benchmark: Diane (Woche 2)

In der zweiten Woche kannst Du das Gewicht erhöhen und versuchen, Deine Zeit von letzter Woche zu unterbieten.

WOD 1:

Kategorie: B	
Übungen:	• Deadlift (ca. 100kg) • Handstand Push-ups
Ablauf:	21-15-9 Wiederholungen, auf Zeit

Tag 2 – Mittwoch
Technik
WOD 2:

Kategorie: K	
Übungen:	• 10 Dumbbell Snatch (jede Seite) • Maximum L-Pull-ups • 10 Sumo Deadlift
Ablauf:	5 Runden, Pause zwischen den Runden nach Bedarf

Sumo Deadlift

Beim Sumo Deadlift steht man einfach deutlich breiter als beim regulären Deadlift. Dadurch wird die Belastung für die Innenseite des Oberschenkels und den Po intensiver. Zusätzlich greift man beim Sumo Deadlift mit alternierender Handhaltung. Diese sollte bei jedem Satz gewechselt werden.

Für die Ausführung gelten die gleichen Prinzipien wie für einen regulären Deadlift. Achte also auf einen geraden Rücken und darauf, dass Deine Knie nicht über Deine Fußspitzen hinausragen.

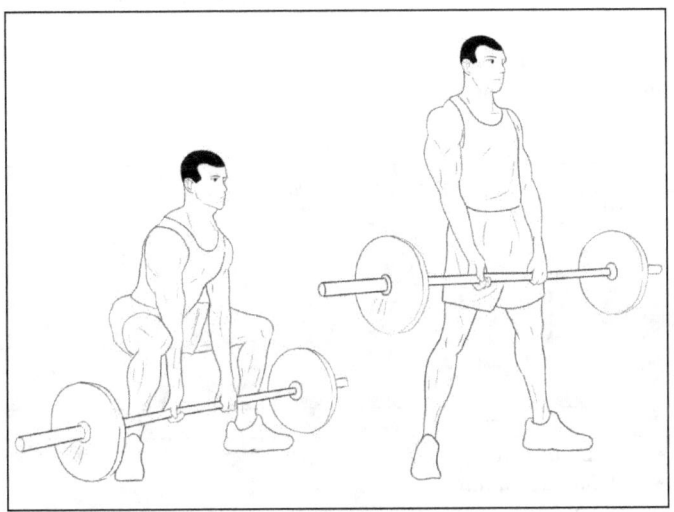

ABBILDUNG 24 - SUMO DEADLIFT

Tag 3 – Freitag

Benchmark: Elizabeth (Woche 2)

Auch bei Elizabeth kannst Du in der zweiten Woche das Gewicht erhöhen und Deine persönliche Bestzeit unterbieten.

WOD 3:

Kategorie: B	
Übungen:	• Clean (ca. 60kg) • Ring Dips
Ablauf:	21-15-9 Wiederholungen, auf Zeit

Tag 4 – Sonntag

Ausdauer

WOD 4:

Kategorie: A	
Übungen:	• 150 Jumping Jacks • 75 Burpees
Ablauf:	Auf Zeit

WOCHE 17

Tag	Mo	Di	Mi	Do	Fr	Sa	So
Workout	1		2		3		4
Kategorie	B	--	K	--	B	--	A

Tag 1 – Montag
Benchmark: Karen (Woche 1)

Karen besteht nur aus einer Übung.

WOD 1:

Kategorie: B	
Übungen:	• 100 Wall Ball (ca. 8kg)
Ablauf:	Auf Zeit

Tag 2 – Mittwoch
Technik

WOD 2:

Kategorie: K	
Übungen:	• Maximum L-Pull-ups • 10 Sumo Deadlift • 10 Split Clean
Ablauf:	5 Runden, Pause zwischen den Runden nach Bedarf

Split Clean

Beim Split Clean kommt noch eine weitere Schwierigkeit hinzu. Man versucht hier nämlich gleichzeitig mit dem Heben des Gewichts einen Ausfallschritt nach vorne zu machen.

Achte beim Ausfallschritt darauf, ihn soweit nach vorne zu machen, dass Dein Knie nicht über die Fußspitze hinausragt. Auch ein gerader Rücken ist bei dieser Übung sehr wichtig.

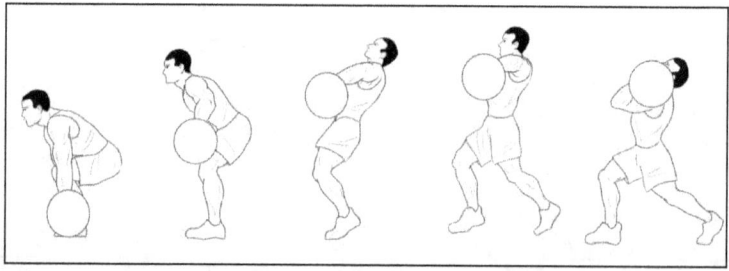

ABBILDUNG 25 - SPLIT CLEAN

Tag 3 – Freitag

Benchmark: Kelly (Woche 1)

Kelly verbindet wieder Ausdauer- und Krafttraining.

WOD 3:

Kategorie: B	
Übungen:	• 400m Laufen • 30 Box Jumps • 30 Wallball (ca. 8kg)
Ablauf:	3 Runden, auf Zeit

Tag 4 – Sonntag

Ausdauer

WOD 4:

Kategorie: A	
Übungen:	• 200 Jumping Jacks • 100 Burpees
Ablauf:	Auf Zeit

WOCHE 18

Tag	Mo	Di	Mi	Do	Fr	Sa	So
Workout	1		2		3		4
Kategorie	B	--	K	--	B	--	A

Tag 1 – Montag
Benchmark: Karen (Woche 2)
In der zweiten Woche steigt die Wiederholungszahl auf 150.

WOD 1:

Kategorie: B	
Übungen:	• 150 Wall Ball (ca. 8kg)
Ablauf:	Auf Zeit

Tag 2 – Mittwoch
Technik
WOD 2:

Kategorie: K	
Übungen:	• 10 Sumo Deadlift • 10 Split Clean • 10 Glute Ham Sit-up
Ablauf:	5 Runden, Pause zwischen den Runden nach Bedarf

Glute Ham Sit-up
Für einen Glute Ham Sit-up benötigst Du eine spezielle Maschine. Alternativ funktioniert es auch, die Füße unter eine Sprossenwand oder ein Geländer zu klemmen. Optimal ist aber ein spezielles Gerät für diese Maschine.

Die Bewegungsausführung ist im Prinzip die gleiche wie beim Crunch, allerdings werden durch den Ankerpunkt an den Füßen vor allem die Rückseite des Oberschenkels und der Po beansprucht.

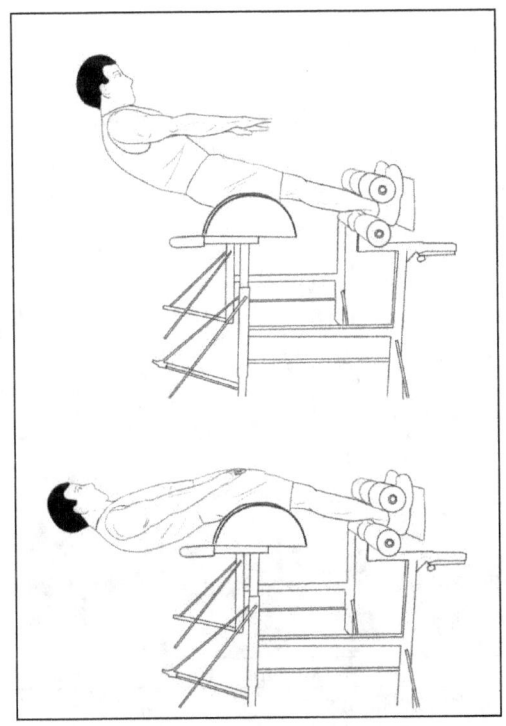

ABBILDUNG 26 - GLUTE HAM SIT-UP

Tag 3 – Freitag
Benchmark: Kelly (Woche 2)

Geh nun über die volle Distanz und versuche 5 Runden so schnell wie möglich zu absolvieren.

WOD 3:

Kategorie: B	
Übungen:	• 400m Laufen • 30 Box Jumps • 30 Wallball (ca. 8kg)
Ablauf:	5 Runden, auf Zeit

Tag 4 – Sonntag
Ausdauer

WOD 4:

Kategorie: A	
Übungen:	• 250 Jumping Jacks • 100 Burpees
Ablauf:	Auf Zeit

WOCHE 19

Tag	Mo	Di	Mi	Do	Fr	Sa	So
Workout	1		2		3		4
Kategorie	B	--	K	--	B	--	A

Tag 1 – Montag
Benchmark: Mary (Woche 1)
Mary ist ein weiteres AMRAP-WOD.

WOD 1:

Kategorie: B	
Übungen:	• 5 Handstand Push-ups • 10 Pistol Squats (insgesamt) • 15 Pull-ups
Ablauf:	AMRAP: As many rounds as possible in 15min

Tag 2 – Mittwoch
Technik
WOD 2:

Kategorie: K	
Übungen:	• 10 Split Clean • 10 Glute Ham Sit-up • 5 Rope Climb (Aufstiege)
Ablauf:	5 Runden, Pause zwischen den Runden nach Bedarf

Rope Climb

Auch für diese Übung benötigst Du ein spezielles Equipment. Mit einem von der Decke hängenden Seil kannst Du Aufstiege ausführen. Diese trainieren Deinen kompletten Körper, besonders aber Deinen Oberkörper.

Natürlich wird diese Übung umso schwerer, je länger das Seil ist. Zu Beginn sind 5m pro Aufstieg vollkommen ausreichend.

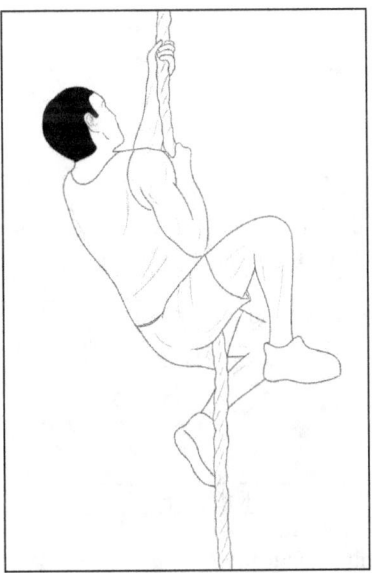

ABBILDUNG 27 - ROPE CLIMB

Tag 3 – Freitag
Benchmark: Eva (Woche 1)
Eva kombiniert Ausdauer- und Krafttraining. Gerade zu Beginn sind die 30kg für den Kettlebell Swing aber sehr viel. Als Einsteiger sind 15kg anfänglich ausreichend.

WOD 3:

Kategorie: B	
Übungen:	• 800m Laufen • 30 Kettlebell Swing (ca. 30kg) • 30 Pull-ups
Ablauf:	3 Runden, auf Zeit

Tag 4 – Sonntag
Ausdauer
WOD 4:

Kategorie: A	
Übungen:	• 100m Sprint • 10 Burpees • 300m lockeres Laufen
Ablauf:	3 Runden, auf Zeit

Tag	Mo	Di	Mi	Do	Fr	Sa	So
Workout	1		2		3		4
Kategorie	B	--	K	--	B	--	A

Tag 1 – Montag

Benchmark: Mary (Woche 2)

Hier werden 5min zur Gesamtdauer hinzuaddiert.

WOD 1:

Kategorie: B	
Übungen:	• 5 Handstand Push-ups • 10 Pistol Squats (insgesamt) • 15 Pull-ups
Ablauf:	AMRAP: As many rounds as possible in 20min

Tag 2 – Mittwoch

Technik

WOD 2:

Kategorie: K	
Übungen:	• 10 Glute Ham Sit-up • 5 Rope Climb (Aufstiege) • 10 Back Extension
Ablauf:	5 Runden, Pause zwischen den Runden nach Bedarf

Back Extension

Auch für diese Übung ist ein Gerät notwendig. Back Extension trainiert vor allem den unteren Rückenbereich, aber auch den hinteren Oberschenkel und den Po.

Achte besonders auf einen geraden Rücken und zusätzlich darauf, Deinen Nacken bei der Übung entspannt in Verlängerung der Wirbelsäule zu halten.

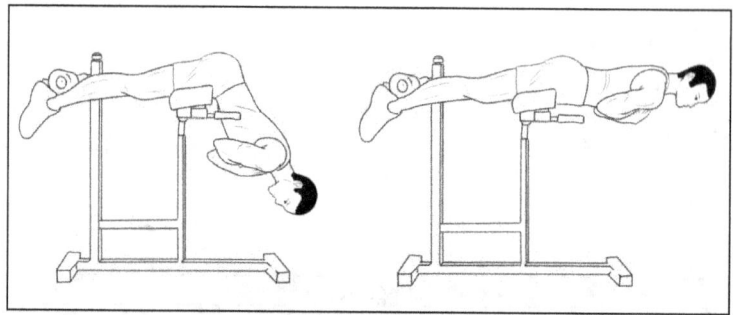

ABBILDUNG 28 - BACK EXTENSION

Tag 3 – Freitag

In der zweiten Woche geht Eva über die volle Distanz. 5 Runden sind nun gefragt. Wenn Du Dich sicher fühlst, kannst Du auch das Gewicht beim Kettlebell Swing erhöhen.

WOD 3:

Kategorie: B	
Übungen:	• 800m Laufen • 30 Kettlebell Swing (ca. 30kg) • 30 Pull-ups
Ablauf:	5 Runden, auf Zeit

Tag 4 – Sonntag

Ausdauer

WOD 4:

Kategorie: A	
Übungen:	• 100m Sprint • 10 Burpees • 300m lockeres Laufen
Ablauf:	5 Runden, auf Zeit

WORKOUTS FÜR FORTGESCHRITTENE (WOCHE 21 - 52)

Die Workouts für Fortgeschrittene sind für Dich geeignet, wenn Du alle Workouts des Intermediate Bereichs geschafft hast. Im fortgeschrittenen Bereich erwarten Dich nicht nur neue WODs, sondern auch neue Übungen. Einige davon sind sehr schwer und nur mit viel Übung zu schaffen (z.B. ein Muscle-up).

Ab sofort wird auch die Trainingshäufigkeit auf 5x/Woche erhöht. In jeder Woche erwarten Dich zwei Hero-WODs, zur Wiederholung ein Benchmark-WOD und jeweils eine Ausdauer- und eine Technik-Einheit.

Falls Dir einige der neuen Übungen nicht sofort gelingen, solltest Du sie im jeweiligen Technik-Part Deines Trainings vor jedem WOD wiederholen, bis Deine Technik sauber ist und Du die Übung nahezu perfekt beherrschst.

Achte auch bei den fortgeschrittenen Workouts ständig auf die Trainingsprinzipien.

WOCHE 21

Tag	Mo	Di	Mi	Do	Fr	Sa	So
Workout	1	2		3	4		5
Kategorie	H	K	--	H	B	--	A

Tag 1 – Montag
Hero: JT (Woche 1)

JT nutzt 3 Bodyweight-Übungen, 2 davon sind sehr fortgeschritten. Solltest Du diese noch nicht beherrschen, ist es sinnvoll, sie im Technik-Part eines jeden Workouts zu wiederholen.

WOD 1:

Kategorie: H	
Übungen:	• Handstand Push-ups • Ring Dips • Push-ups
Ablauf:	15-9-5 Wiederholungen, auf Zeit

Tag 2 – Dienstag
Technik
WOD 2:

Kategorie: K	
Übungen:	• 5 Rope Climb (Aufstiege) • 10 Back Extension • 10 Snatch
Ablauf:	5 Runden, Pause zwischen den Runden nach Bedarf

Tag 3 – Donnerstag

Hero: Josh (Woche 1)

Josh kommt nur mit zwei Übungen aus, diese haben es aber in sich.

WOD 3:

Kategorie: H	
Übungen:	<ul><li>21 Overhead Squats 95lbs (ca. 40kg)</li><li>20 Pull-ups</li><li>15 Overhead Squats 95lbs (ca. 40kg)</li><li>10 Pull-ups</li><li>9 Overhead Squats 95lbss (ca. 40kg)</li><li>5 Pull-ups</li></ul>
Ablauf:	Auf Zeit

Tag 4 – Freitag

Benchmark: Angie

WOD 4:

Kategorie: B	
Übungen:	<ul><li>100 Pull-ups</li><li>100 Push-ups</li><li>100 Crunches</li><li>100 Air Squats</li></ul>
Ablauf:	Auf Zeit

Tag 5 – Sonntag

Ausdauer

WOD 5:

Kategorie: A	
Übungen:	• 5.000m Laufen
Ablauf:	Auf Zeit

WOCHE 22

Tag	Mo	Di	Mi	Do	Fr	Sa	So
Workout	1	2		3	4		5
Kategorie	H	K	--	H	B	--	A

Tag 1 – Montag
Hero: JT (Woche 2)

In der zweiten Woche erhöhen sich die Wiederholungszahlen.

WOD 1:

Kategorie: H	
Übungen:	• Handstand Push-ups • Ring Dips • Push-ups
Ablauf:	18-12-9 Wiederholungen, auf Zeit

Tag 2 – Dienstag
Technik

WOD 2:

Kategorie: K	
Übungen:	• 10 Back Extension • 10 Snatch • 50m Bear Crawl
Ablauf:	5 Runden, Pause zwischen den Runden nach Bedarf

Bear Crawl

Zu Beginn wird diese Übung etwas ungewohnt sein und Dir vielleicht auch albern vorkommen. Der Bear Crawl ist aber eine gute Übung für die Core-Muskulatur und die Arme. Darüber hinaus ist es ebenso wie der Burpee eine Übung, die auch einen positiven Effekt auf das Herz-Kreislauf-System hat.

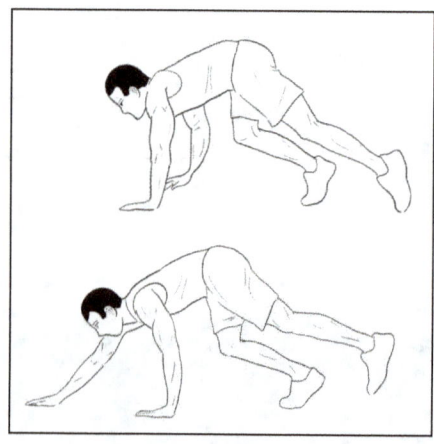

ABBILDUNG 29 - BEAR CRAWL

Tag 3 – Donnerstag

Hero: Josh (Woche 2)

In der zweiten Woche steigen bei Josh die Wiederholungszahlen für die Pull-ups.

WOD 3:

Kategorie: H	
Übungen:	• 21 Overhead Squats 95lbs (ca. 40kg) • 30 Pull-ups • 15 Overhead Squats 95lbs (ca. 40kg) • 20 Pull-ups • 9 Overhead Squats 95lbss (ca. 40kg) • 10 Pull-ups
Ablauf:	Auf Zeit

Tag 4 – Freitag

Benchmark: Barbara

WOD 4:

Kategorie: B	
Übungen:	• 20 Pull-ups • 30 Push-ups • 40 Crunches • 50 Air Squats
Ablauf:	5 Runden, auf Zeit

Tag 5 – Sonntag

Ausdauer

WOD 5:

Kategorie: A	
Übungen:	• 6.000m Laufen
Ablauf:	Auf Zeit

WOCHE 23

Tag	Mo	Di	Mi	Do	Fr	Sa	So
Workout	1	2		3	4		5
Kategorie	H	K	--	H	B	--	A

Tag 1 – Montag

Hero: JT (Woche 3)

In der dritten Woche erreichen wir die maximalen Wiederholungszahlen für JT.

WOD 1:

Kategorie: H	
Übungen:	• Handstand Push-ups • Ring Dips • Push-ups
Ablauf:	21-15-9 Wiederholungen, auf Zeit

Tag 2 – Dienstag

Technik

WOD 2:

Kategorie: K	
Übungen:	• 10 Snatch • 50m Bear Crawl • 10 Broad Jump
Ablauf:	5 Runden, Pause zwischen den Runden nach Bedarf

Broad Jump

Beim Broad Jump machst Du im Prinzip die gleiche Bewegung wie beim Jump Squat oder dem Box Jump. Allerdings versuchst Du hier so weit wie möglich nach vorne zu springen.

Ausgangsposition ist aber auch die neutrale Position mit ungefähr schulterbreitem Stand.

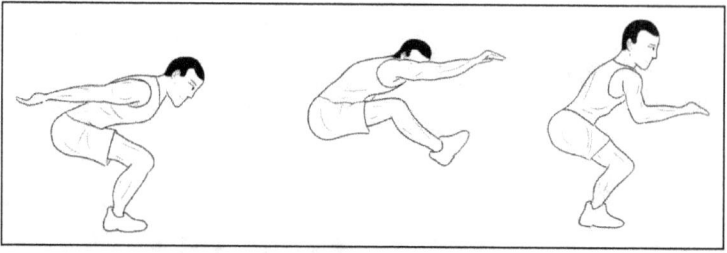

ABBILDUNG 30 - BROAD JUMP

Tag 3 – Donnerstag

Hero: Josh (Woche 3)

In der dritten Woche erwarten Dich nochmals mehr Wiederholungen für die Pull-up-Übung.

WOD 3:

Kategorie: H	
Übungen:	• 21 Overhead Squats 95lbs (ca. 40kg) • 42 Pull-ups • 15 Overhead Squats 95lbs (ca. 40kg) • 30 Pull-ups • 9 Overhead Squats 95lbss (ca. 40kg) • 18 Pull-ups
Ablauf:	Auf Zeit

Tag 4 – Freitag

Benchmark: Chelsea

WOD 4:

Kategorie: B	
Übungen:	• 5 Pull-ups • 10 Push-ups • 15 Air Squats
Ablauf:	Every minute on the minute für 30min

Tag 5 – Sonntag

Ausdauer

WOD 5:

Kategorie: A	
Übungen:	• 7.000m Laufen
Ablauf:	Auf Zeit

WOCHE 24

Tag	Mo	Di	Mi	Do	Fr	Sa	So
Workout	1	2		3	4		5
Kategorie	H	K	--	H	B	--	A

Tag 1 – Montag
Hero: Joshie (Woche 1)

Joshie nutzt nur 2 Übungen. In Kombination sind beide aber sehr anstrengend und trainieren fast den gesamten Körper.

WOD 1:

Kategorie: H	
Übungen:	• 21 Dumbbell Snatch 40lbs (ca. 15kg) rechter Arm • 21 L Pull-ups • 21 Dumbbell Snatch 40lbs (ca. 15kg) linker Arm • 21 L Pull-ups
Ablauf:	Auf Zeit

Tag 2 – Dienstag
Technik

WOD 2:

Kategorie: K	
Übungen:	• 50m Bear Crawl • 10 Broad Jump • 10 Knees to elbow
Ablauf:	5 Runden, Pause zwischen den Runden nach Bedarf

Knees to elbow

Bei dieser Übung wird besonders die Bauchmuskulatur beansprucht. Achte beim Heranziehen der Beine darauf, möglichst ohne Schwung zu arbeiten und die Intensität in Deiner Core-Muskulatur zu spüren.

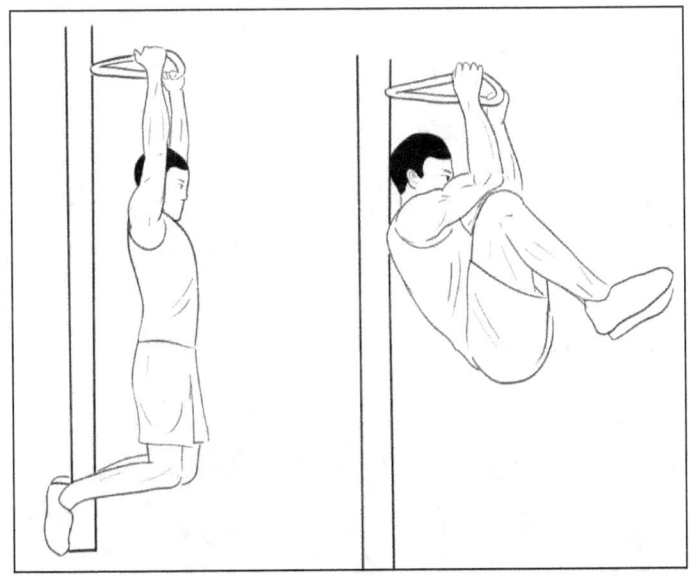

ABBILDUNG 31 - KNEES TO ELBOW

Tag 3 – Donnerstag

Hero: Randy (Woche 1)

Randy kommt mit nur einer Übung aus, dem Snatch. Achte hier auf Deine Technik, auch wenn Du möglichst schnell fertig werden möchtest.

WOD 3:

Kategorie: H	
Übungen:	• 50 Power Snatch 75lbs (ca. 35kg)
Ablauf:	Auf Zeit

Tag 4 – Freitag

Benchmark: Cindy

WOD 4:

Kategorie: B	
Übungen:	• 5 Pull-ups • 10 Push-ups • 15 Air Squats
Ablauf:	AMRAP: As many rounds as possible in 20min

Tag 5 – Sonntag

Ausdauer

WOD 5:

Kategorie: A	
Übungen:	• 8.000m Laufen
Ablauf:	Auf Zeit

WOCHE 25

Tag	Mo	Di	Mi	Do	Fr	Sa	So
Workout	1	2		3	4		5
Kategorie	H	K	--	H	B	--	A

Tag 1 – Montag

Hero: Joshie (Woche 2)

In der zweiten Woche werden 2 Runden absolviert.

WOD 1:

Kategorie: H	
Übungen:	• 21 Dumbbell Snatch 40lbs (ca. 15kg) rechter Arm • 21 L Pull-ups • 21 Dumbbell Snatch 40lbs (ca. 15kg) linker Arm • 21 L Pull-ups
Ablauf:	2 Runden, auf Zeit

Tag 2 – Dienstag

Technik

WOD 2:

Kategorie: K	
Übungen:	• 10 Broad Jump • 10 Knees to elbow • Muscle-up
Ablauf:	5 Runden, Pause zwischen den Runden nach Bedarf

Muscle-up

Ein Muscle-up ist sehr schwer zu schaffen. Auch Fortgeschrittene haben ihre Schwierigkeiten mit dieser Übung. Wiederhole sie mehrmals pro Woche und rechne damit, dass es ein paar Wochen, vielleicht sogar Monate, dauern wird, einen Muscle-up zu schaffen.

Die Technik entspricht zunächst der beim Pull-up. Am höchsten Punkt angekommen nutzt man nun den Schwung aus der Zugebwegung und dreht seine Arme in die geschlossene Dip Position. Um diesen Wechsel schaffen zu können, kannst Du zu Beginn auch mit einer Schwungbewegung aus der Hüfte und den Knien arbeiten. Je besser Du den Muscle-up beherrscht, desto weniger solltest Du auf dieses Abfälschen der Bewegung zurückgreifen.

Am Anfang ist es auch sinnvoll, mit Ringen zu arbeiten. Solltest Du diese zur Verfügung haben, kannst Du durch eine zusätzliche Schaukelbewegung noch mehr Schwung generieren und die Übung einfacher machen. Aber auch hier solltest Du mit zunehmender Sicherheit immer weniger Schwung verwenden und auf eine Klimmzugstange wechseln.

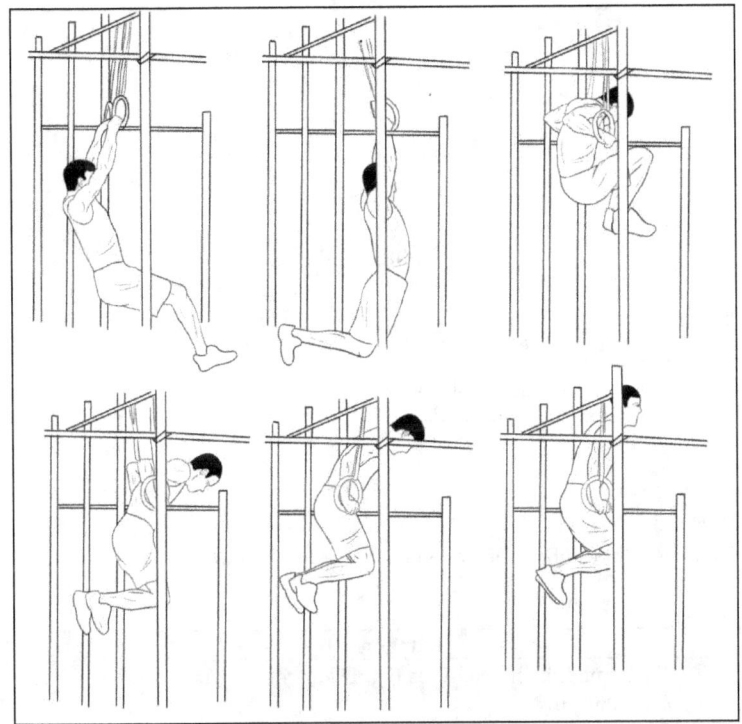

ABBILDUNG 32 - MUSCLE-UP

Tag 3 – Donnerstag
Hero: Randy (Woche 2)
In der zweiten Woche steigt die Wiederholungszahl auf 60.

WOD 3:

Kategorie: H	
Übungen:	• 60 Power Snatch 75lbs (ca. 35kg)
Ablauf:	Auf Zeit

Tag 4 – Freitag
Benchmark: Diane
WOD 4:

Kategorie: B	
Übungen:	• Deadlift 225lbs (ca. 100kg) • Handstand Push-ups
Ablauf:	21-15-9 Wiederholungen, auf Zeit

Tag 5 – Sonntag
Ausdauer
WOD 5:

Kategorie: A	
Übungen:	• 9.000m Laufen
Ablauf:	Auf Zeit

WOCHE 26

Tag	Mo	Di	Mi	Do	Fr	Sa	So
Workout	1	2		3	4		5
Kategorie	H	K	--	H	B	--	A

Tag 1 – Montag
Hero: Joshie (Woche 3)

In der dritten Woche geht es über den vollen Umfang von 3 Runden.

WOD 1:

Kategorie: H	
Übungen:	• 21 Dumbbell Snatch 40lbs (ca. 15kg) rechter Arm • 21 L Pull-ups • 21 Dumbbell Snatch 40lbs (ca. 15kg) linker Arm • 21 L Pull-ups
Ablauf:	3 Runden, auf Zeit

Tag 2 – Dienstag
Technik

WOD 2:

Kategorie: K	
Übungen:	• 10 Knees to elbow • Muscle-up • 10 Overhead Lunge (Overhead Walk)
Ablauf:	5 Runden, Pause zwischen den Runden nach Bedarf

Overhead Walk

Der Overhead Lunge funktioniert wie ein normaler Lunge. Allerdings hält man 2 Kurzhanteln während der Übung in den Händen und hält die Arme augestreckt über dem Kopf. Achte hierbei darauf, einen geraden Rücken aufrechtzuerhalten und die Ellenbogen leicht zu beugen.

Wenn Du einen Lunge an den anderen reihst, machst Du einen Overhead Walk.

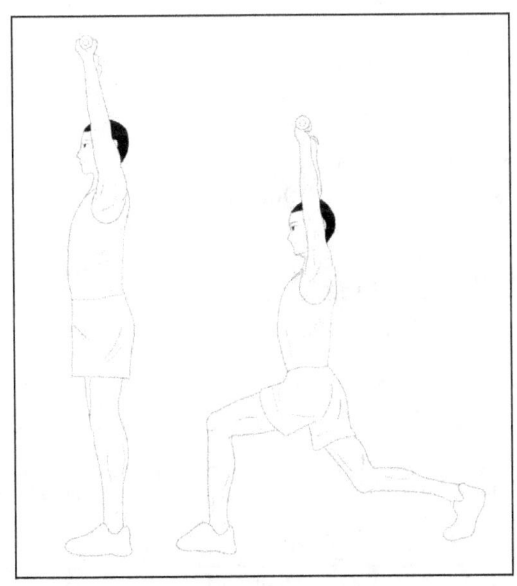

ABBILDUNG 33 - OVERHEAD WALK

Tag 3 – Donnerstag
Hero: Randy (Woche 3)

In der letzten Woche steigt die Wiederholungszahl erneut, nun auf das Maximum von 75
Wiederholungen.

WOD 3:

Kategorie: H	
Übungen:	• 75 Power Snatch 75lbs (ca. 35kg)
Ablauf:	Auf Zeit

Tag 4 – Freitag
Benchmark: Elizabeth
WOD 4:

Kategorie: B	
Übungen:	• Clean 135lbs (ca. 60kg) • Ring Dips
Ablauf:	21-15-9 Wiederholungen, auf Zeit

Tag 5 – Sonntag
Ausdauer
WOD 5:

Kategorie: A	
Übungen:	• 10.000m Laufen
Ablauf:	Auf Zeit

Woche 27

Tag	Mo	Di	Mi	Do	Fr	Sa	So
Workout	1	2		3	4		5
Kategorie	H	K	--	H	B	--	A

Tag 1 – Montag

Hero: Tommy V (Woche 1)

Bei Tommy V wird auch das Rope Climbing eingebaut. 15ft entsprechen etwa 5m.

WOD 1:

Kategorie: H	
Übungen:	• 15 Thrusters 115lbs (ca. 50kg) • 15 ft Rope Climb, 10 Aufstiege • 9 Thrusters 115lbs (ca. 50kg) • 15 ft Rope Climb, 6 Aufstiege • 5 Thrusters 115lbs (ca. 50kg) • 15 ft Rope Climb, 2 Aufstiege
Ablauf:	Auf Zeit

Tag 2 – Dienstag

Technik

WOD 2:

Kategorie: K	
Übungen:	• Muscle-up • 10 Overhead Lunge (Overhead Walk) • 100m Sandbag Carry (ca. 10kg)
Ablauf:	5 Runden, Pause zwischen den Runden nach Bedarf

Sandbag Carry

Fülle einen Sandsack mit etwa 10kg (alternativ: 10kg in Sporttasche) und wirf ihn Dir über die Schulter. Anschließend gehst Du 100m mit dem Gewicht auf der Schulter. Achte dabei darauf, aus den Beinen zu heben und einen geraden Rücken aufrechtzuerhalten.

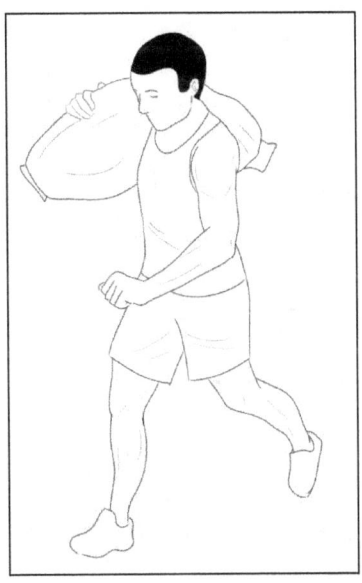

ABBILDUNG 34 - SANDBAG CARRY

Tag 3 – Donnerstag

Hero: Erin (Woche 1)

Bei Erin kommt die Split Clean Übung zum Einsatz. Solltest Du bei dieser Übung noch unsicher sein, benutze zuerst weniger Gewicht.

WOD 3:

Kategorie: H	
Übungen:	• 15 Split Clean 40lbs (ca. 15kg) • 21 Pull-ups
Ablauf:	Auf Zeit

Tag 4 – Freitag

Benchmark: Fran

WOD 4:

Kategorie: B	
Übungen:	• Thruster 95lbs (ca. 40kg) • Pull-ups
Ablauf:	21-15-9 Wiederholungen, auf Zeit

Tag 5 – Sonntag

Ausdauer

WOD 5:

Kategorie: A	
Übungen:	• 50m Sprint • 50m Bear Crawl • 300m lockeres Laufen
Ablauf:	3 Runden, maximale Anstrengung beim Sprinten

WOCHE 28

Tag	Mo	Di	Mi	Do	Fr	Sa	So
Workout	1	2		3	4		5
Kategorie	H	K	--	H	B	--	A

Tag 1 – Montag
Hero: Tommy V (Woche 2)
In der zweiten Woche erhöhen sich die Wiederholungszahlen.

WOD 1:

Kategorie: H	
Übungen:	<ul><li>20 Thrusters 115lbs (ca. 50kg)</li><li>15 ft Rope Climb, 10 Aufstiege</li><li>12 Thrusters 115lbs (ca. 50kg)</li><li>15 ft Rope Climb, 8 Aufstiege</li><li>5 Thrusters 115lbs (ca. 50kg)</li><li>15 ft Rope Climb, 6 Aufstiege</li></ul>
Ablauf:	Auf Zeit

Tag 2 – Dienstag
Technik
WOD 2:

Kategorie: K	
Übungen:	<ul><li>10 Overhead Lunge (Overhead Walk)</li><li>100m Sandbag Carry (ca. 10kg)</li><li>10 Toes to bar</li></ul>
Ablauf:	5 Runden, Pause zwischen den Runden nach Bedarf

Toes to bar
Toes to bar ist noch intensiver als knee to elbow. Die Prinzipien sind aber die gleichen. Vermeide es, Schwung aus der Hüfte zu erzeugen und hebe die Beine nur aus der Bauchmuskulatur heraus an.

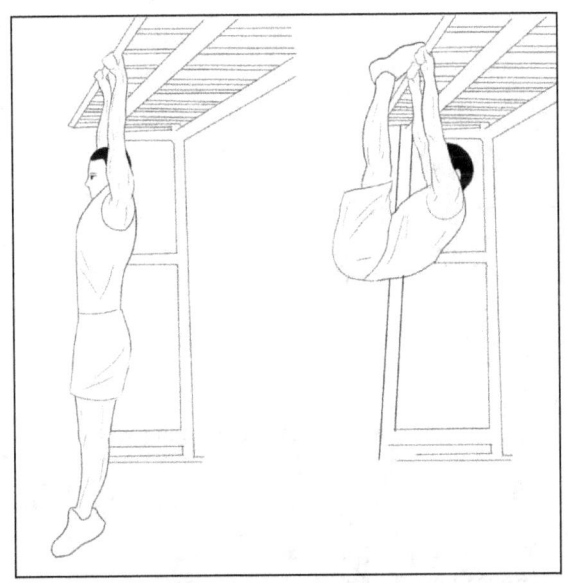

ABBILDUNG 35 - TOES TO BAR

Tag 3 – Donnerstag
Hero: Erin (Woche 2)
In der zweiten Woche sind 3 Runden gefordert.

WOD 3:

Kategorie: H	
Übungen:	• 15 Split Clean 40lbs (ca. 15kg) • 21 Pull-ups
Ablauf:	3 Runden, auf Zeit

Tag 4 – Freitag
Benchmark: Grace
WOD 4:

Kategorie: B	
Übungen:	• Clean and Jerk 135lbs (ca. 60kg)
Ablauf:	30 Wiederholungen, auf Zeit

Tag 5 – Sonntag
Ausdauer
WOD 5:

Kategorie: A	
Übungen:	• 50m Sprint • 100m Bear Crawl • 250m lockeres Laufen
Ablauf:	3 Runden, maximale Anstrengung beim Sprinten

WOCHE 29

Tag	Mo	Di	Mi	Do	Fr	Sa	So
Workout	1	2		3	4		5
Kategorie	H	K	--	H	B	--	A

Tag 1 – Montag
Hero: Tommy V (Woche 3)
In der letzten Woche Tommy V erhöhen sich die Wiederholungszahlen ein weiteres Mal.

WOD 1:

Kategorie: H	
Übungen:	<ul><li>21 Thrusters 115lbs (ca. 50kg)</li><li>15 ft Rope Climb, 12 Aufstiege</li><li>15 Thrusters 115lbs (ca. 50kg)</li><li>15 ft Rope Climb, 9 Aufstiege</li><li>9 Thrusters 115lbs (ca. 50kg)</li><li>15 ft Rope Climb, 6 Aufstiege</li></ul>
Ablauf:	Auf Zeit

Tag 2 – Dienstag
Technik
WOD 2:

Kategorie: K	
Übungen:	<ul><li>100m Sandbag Carry (ca. 10kg)</li><li>10 Toes to bar</li><li>10 Dumbbell Overhead Squat</li></ul>
Ablauf:	5 Runden, Pause zwischen den Runden nach Bedarf

Dumbbell Overhead Squat
Die Bewegungsausführung ist die gleiche wie beim regulären Overhead Squat. Durch die Kurzhantel müssen beide Gewichte unabhängig voneinander stabilisiert werden, was die Beanspruchung der Core-Muskulatur etwas verändert.

Achte wie immer auf einen geraden Rücken und darauf, dass Deine Knie nicht über die Fußspitzen hinausragen.

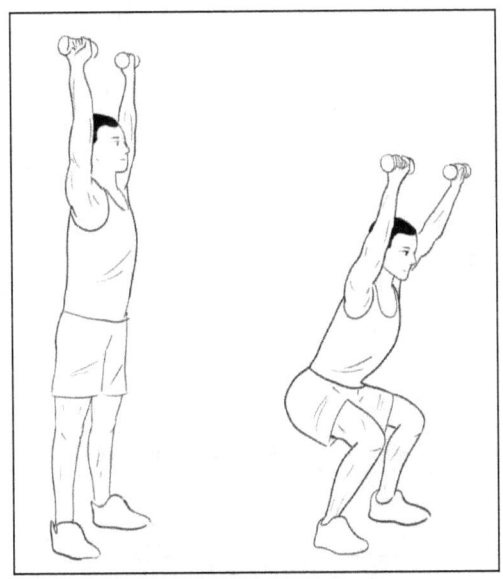

ABBILDUNG 36 - DUMBBELL OVERHEAD SQUAT

Tag 3 – Donnerstag
Hero: Erin (Woche 3)

In der dritten Woche sind es 5 Runden bei Erin.

WOD 3:

Kategorie: H	
Übungen:	• 15 Split Clean 40lbs (ca. 15kg) • 21 Pull-ups
Ablauf:	5 Runden, auf Zeit

Tag 4 – Freitag
Benchmark: Isabel

WOD 4:

Kategorie: B	
Übungen:	• Snatch 135lbs (ca. 60kg)
Ablauf:	30 Wiederholungen, auf Zeit

Tag 5 – Sonntag
Ausdauer

WOD 5:

Kategorie: A	
Übungen:	• 50m Sprint • 150m Bear Crawl • 200m lockeres Laufen
Ablauf:	3 Runden, maximale Anstrengung beim Sprinten

WOCHE 30

Tag	Mo	Di	Mi	Do	Fr	Sa	So
Workout	1	2		3	4		5
Kategorie	H	K	--	H	B	--	A

Tag 1 – Montag
Hero: Danny (Woche 1)

Danny ist ein AMRAP-WOD. Zu Beginn sind zwischen 3 Runden und 5 Runden in 15min ein sehr guter Wert.

WOD 1:

Kategorie: H	
Übungen:	<ul><li>30 Box Jump 24"</li><li>20 Push Press 115lbs (ca. 50kg)</li><li>30 Pull-ups</li></ul>
Ablauf:	AMRAP: As many rounds as possible in 15min

Tag 2 – Dienstag
Technik
WOD 2:

Kategorie: K	
Übungen:	<ul><li>10 Toes to bar</li><li>10 Dumbbell Overhead Squat</li><li>10 Push Press</li></ul>
Ablauf:	5 Runden, Pause zwischen den Runden nach Bedarf

Push Press

Beim Push Press wird vor allem die Schultermuskulatur trainiert. Doch auch Armstrecker, Bein- und Core-Muskulatur sind beteiligt.

In der Ausgangsposition ruht eine Langhantel auf Schulterhöhe. Die Knie werden leicht gebeugt und wieder gestreckt. Der Schwung, der dabei entsteht, wird auf die Stoßbewegung der Arme übertragen, bis die Langhantel über Kopf ausgestreckt wurde.

In der Endposition sind die Ellenbogen leicht gebeugt und die Knie ebenso.

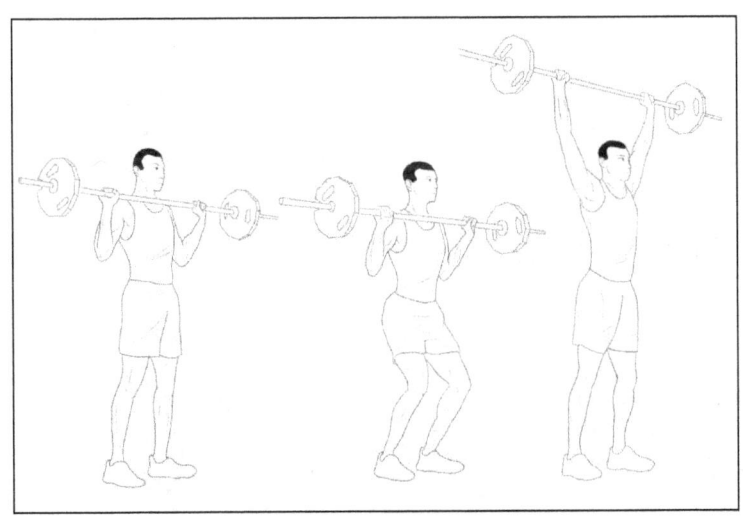

ABBILDUNG 37 - PUSH PRESS

Tag 3 – Donnerstag
Hero: Hansen (Woche 1)

Hansen verwendet auch Kettlebell Swings. Sind 30kg hier noch zu schwer, kannst Du auch mit 15kg beginnen.

WOD 3:

Kategorie: H	
Übungen:	• 30 Kettlebell Swing (ca. 30kg) • 30 Burpees • 30 Glute-Ham Sit-ups
Ablauf:	2 Runden, auf Zeit

Tag 4 – Freitag
Benchmark: Karen

WOD 4:

Kategorie: B	
Übungen:	• 150 Wallball 20lbs (ca. 8kg)
Ablauf:	Auf Zeit

Tag 5 – Sonntag
Ausdauer

WOD 5:

Kategorie: A	
Übungen:	• 50m Sprint • 200m Bear Crawl • 150m lockeres Laufen
Ablauf:	3 Runden, maximale Anstrengung beim Sprinten

WOCHE 31

Tag	Mo	Di	Mi	Do	Fr	Sa	So
Workout	1	2		3	4		5
Kategorie	H	K	--	H	B	--	A

Tag 1 – Montag
Hero: Danny (Woche 2)
In der zweiten Woche dauert Danny nun 18min.

WOD 1:

Kategorie: H	
Übungen:	• 30 Box Jump 24" • 20 Push Press 115lbs (ca. 50kg) • 30 Pull-ups
Ablauf:	AMRAP: As many rounds as possible in 18min

Tag 2 – Dienstag
Technik
WOD 2:

Kategorie: K	
Übungen:	• 10 Dumbbell Overhead Squat • 10 Push Press • 10 Stiff legged Deadlifts
Ablauf:	5 Runden, Pause zwischen den Runden nach Bedarf

Stiff legged Deadlifts
Beim Stiff legged Deadlift wird die vordere Oberschenkelmuskulatur nicht mehr dynamisch beansprucht. Dafür werden Rücken und hintere Oberschenkelmuskulatur umso mehr angesprochen.

Besonders wichtig ist hier der gerade Rücken, der auch beim Vorbeugen aufrecht erhalten werden sollte.

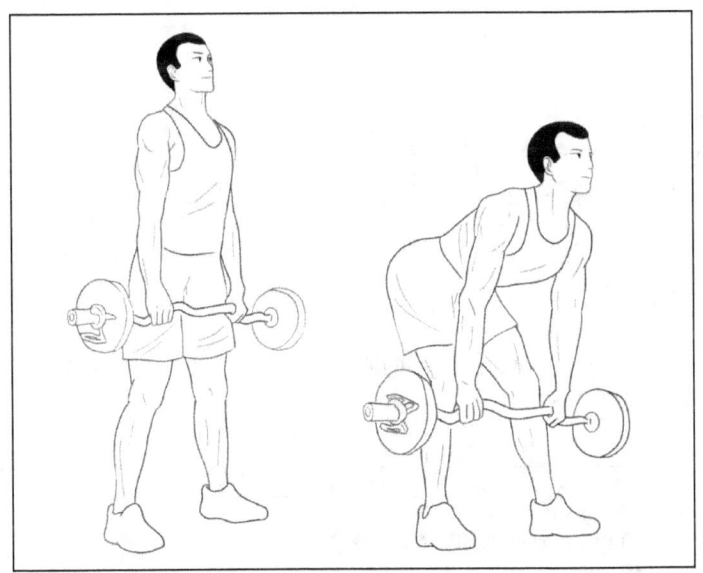

ABBILDUNG 38 - STIFF LEGGED DEADLIFT

Tag 3 – Donnerstag
Hero: Hansen (Woche 2)

In der zweiten Woche solltest Du 4 Runden schaffen.

WOD 3:

Kategorie: H	
Übungen:	• 30 Kettlebell Swing (ca. 30kg) • 30 Burpees • 30 Glute-Ham Sit-ups
Ablauf:	4 Runden, auf Zeit

Tag 4 – Freitag
Benchmark: Linda

WOD 4:

Kategorie: B	
Übungen:	• Deadlift 1 .5x Bodyweight • Benchpress Bodyweight • Clean 0.75x Bodyweight
Ablauf:	10-9-8-7-6-5-4-3-2-1 Wiederholungen, auf Zeit

Tag 5 – Sonntag
Ausdauer

WOD 5:

Kategorie: A	
Übungen:	• 50m Sprint • 250m Bear Crawl • 100m lockeres Laufen
Ablauf:	3 Runden, maximale Anstrengung beim Sprinten

Woche 32

Tag	Mo	Di	Mi	Do	Fr	Sa	So
Workout	1	2		3	4		5
Kategorie	H	K	--	H	B	--	A

Tag 1 – Montag
Hero: Danny (Woche 3)

In der dritten Woche erreicht Danny das Maximum von 20min. Innerhalb dieser Zeit sind 4-6 Runden schon sehr ordentlich.

WOD 1:

Kategorie: H	
Übungen:	• 30 Box Jump 24" • 20 Push Press 115lbs (ca. 50kg) • 30 Pull-ups
Ablauf:	AMRAP: As many rounds as possible in 20min

Tag 2 – Dienstag
Technik
WOD 2:

Kategorie: K	
Übungen:	• 10 Push Press • 10 Stiff legged Deadlifts • 10 Chest to bar Pull-ups
Ablauf:	5 Runden, Pause zwischen den Runden nach Bedarf

Chest to bar Pull-ups

Bei dieser Variante ziehst Du Dich wie beim regulären Pull-up hoch, allerdings so weit, dass Deine Brust die Klimmzugstange berühren kann. Diese Variante ist sehr viel intensiver als normale Pull-ups.

Tag 3 – Donnerstag
Hero: Hansen (Woche 3)

In dieser Woche sind es bei Hansen 5 Runden.

WOD 3:

Kategorie: H	
Übungen:	• 30 Kettlebell Swing (ca. 30kg) • 30 Burpees • 30 Glute-Ham Sit-ups
Ablauf:	5 Runden, auf Zeit

Tag 4 – Freitag

WOD 4:

Kategorie: B	
Übungen:	• 5 Handstand Push-ups • 10 One-Legged Squats (Pistols) • 15 Pull-ups
Ablauf:	AMRAP: As many rounds as possible in 20min

Tag 5 – Sonntag

Ausdauer
WOD 5:

Kategorie: A	
Übungen:	• 100m Sprint • 300m Bear Crawl
Ablauf:	3 Runden, maximale Anstrengung beim Sprinten

WOCHE 33

Tag	Mo	Di	Mi	Do	Fr	Sa	So
Workout	1	2		3	4		5
Kategorie	H	K	--	H	B	--	A

Tag 1 – Montag
Hero: McGhee (Woche 1)

McGhee ähnelt Danny sehr stark. Beim Deadlift sind 125kg das Ziel, starte aber mit einem für Dich angemessenen Gewicht.

WOD 1:

Kategorie: H	
Übungen:	• 5 Deadlift 275lbs (ca. 125kg) • 13 Push-ups • 9 Box Jumps 24" Box
Ablauf:	AMRAP: As many rounds as possible in 15min

Tag 2 – Dienstag
Technik

WOD 2:

Kategorie: K	
Übungen:	• 10 Stiff legged Deadlifts • 10 Chest to bar Pull-ups • 10 Thruster
Ablauf:	5 Runden, Pause zwischen den Runden nach Bedarf

Tag 3 – Donnerstag
Hero: Adam Brown (Woche 1)

Adam Brown nutzt sehr hohe Gewichte. Starte hier mit der Hälfte der Zielgewichte und steigere Dich langsam. Vor allem die Deadlifts mit 140kg sind erst nach vielen Jahren Training möglich.

WOD 3:

Kategorie: H	
Übungen:	• 24 Deadlift 295lbs (ca. 140kg) • 24 Box Jumps, 24" Box • 24 Wallball 20lbs (ca. 8kg) • 24 Benchpress 195lbs (ca. 90kg) • 24 Box Jumps 24" Box • 24 Wallball 20lbs (ca. 8kg) • 24 Clean 145lbs (ca. 65kg)
Ablauf:	Auf Zeit

Tag 4 – Freitag

Benchmark: Annie

WOD 4:

Kategorie: B	
Übungen:	• Jump Rope (Double Jump) • Crunches
Ablauf:	50-40-30-20-10 Wiederholungen, auf Zeit

Tag 5 – Sonntag

Ausdauer

WOD 5:

Kategorie: A	
Übungen:	• 100 Jump Rope (Alternate Jump) • 10 Burpees
Ablauf:	AMRAP: As many rounds as possible in 10min

Woche 34

Tag	Mo	Di	Mi	Do	Fr	Sa	So
Workout	1	2		3	4		5
Kategorie	H	K	--	H	B	--	A

Tag 1 – Montag
Hero: McGhee (Woche 2)

In der zweiten Woche sind es 18min bei McGhee.

WOD 1:

Kategorie: H	
Übungen:	• 5 Deadlift 275lbs (ca. 125kg) • 13 Push-ups • 9 Box Jumps 24" Box
Ablauf:	AMRAP: As many rounds as possible in 18min

Tag 2 – Dienstag
Technik

WOD 2:

Kategorie: K	
Übungen:	• 10 Chest to bar Pull-ups • 10 Thruster • 10 Kettlebell Swing
Ablauf:	5 Runden, Pause zwischen den Runden nach Bedarf

Tag 3 – Donnerstag
Hero: Adam Brown (Woche 2)

Versuche in der zweiten Woche Deine Gewichte zu steigern.

WOD 3:

Kategorie: H	
Übungen:	• 24 Deadlift 295lbs (ca. 140kg) • 24 Box Jumps, 24" Box • 24 Wallball 20lbs (ca. 8kg) • 24 Benchpress 195lbs (ca. 90kg) • 24 Box Jumps 24" Box • 24 Wallball 20lbs (ca. 8kg) • 24 Clean 145lbs (ca. 65kg)
Ablauf:	Auf Zeit

Tag 4 – Freitag

WOD 4:

Kategorie: B	
Übungen:	• Benchpress Bodyweight • Pull-ups
Ablauf:	5 Runden, maximale Wiederholungszahl

Tag 5 – Sonntag

Ausdauer

WOD 5:

Kategorie: A	
Übungen:	• 100 Jump Rope (Alternate Jump) • 10 Burpees
Ablauf:	AMRAP: As many rounds as possible in 15min

Tag	Mo	Di	Mi	Do	Fr	Sa	So
Workout	1	2		3	4		5
Kategorie	H	K	--	H	B	--	A

Tag 1 – Montag

Hero: McGhee (Woche 3)

In der dritten Woche ist das Maximum von 20min erreicht. Innerhalb dieser Zeit sind 10 Runden schon sehr gut.

WOD 1:

Kategorie: H	
Übungen:	• 5 Deadlift 275lbs (ca. 125kg) • 13 Push-ups • 9 Box Jumps 24" Box
Ablauf:	AMRAP: As many rounds as possible in 20min

Tag 2 – Dienstag

Technik

WOD 2:

Kategorie: K	
Übungen:	• 10 Thruster • 10 Kettlebell Swing • 5 Turkish get up (jede Seite)
Ablauf:	5 Runden, Pause zwischen den Runden nach Bedarf

Turkish get up

Der Turkish Get Up ist sehr komplex. Sieh Dir die Illustrationen genau an und achte immer darauf, die Hantel direkt über dem Kopf zu halten, damit die Kraftlinie senkrecht nach unten wirkt. Dies ist die rückenschonendste Position für diese Übung.

Du kannst für diese Übung entweder Kurzhantel oder Kettlebell verwenden.

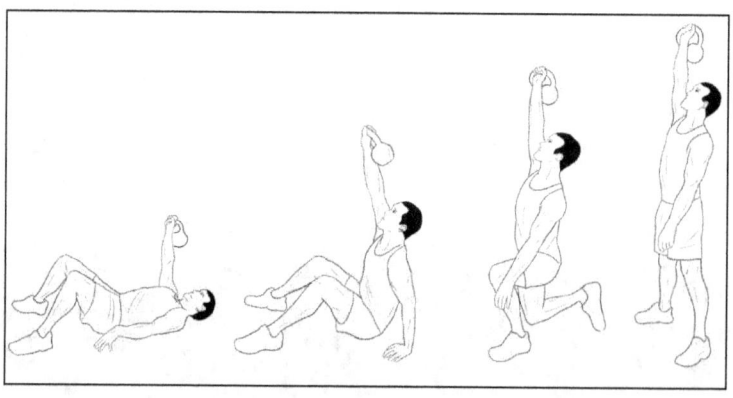

ABBILDUNG 39 - TURKISH GET UP

Tag 3 – Donnerstag

Hero: Adam Brown (Woche 3)

In der letzten Woche kannst Du ein weiteres Mal versuchen, Deine Gewichte zu steigern.
Darüber hinaus werden jetzt 2 Runden gefordert.

WOD 3:

Kategorie: H	
Übungen:	• 24 Deadlift 295lbs (ca. 140kg) • 24 Box Jumps, 24" Box • 24 Wallball 20lbs (ca. 8kg) • 24 Benchpress 195lbs (ca. 90kg) • 24 Box Jumps 24" Box • 24 Wallball 20lbs (ca. 8kg) • 24 Clean 145lbs (ca. 65kg)
Ablauf:	2 Runden, auf Zeit

Tag 4 – Freitag

Benchmark: Helen

WOD 4:

Kategorie: B	
Übungen:	• 400m Run • 21 Kettlebell Swing (ca. 20kg) • 12 Pull-ups
Ablauf:	3 Runden, auf Zeit

Tag 5 – Sonntag

Ausdauer

WOD 5:

Kategorie: A	
Übungen:	• 100 Jump Rope (Alternate Jump) • 10 Burpees
Ablauf:	AMRAP: As many rounds as possible in 20min

Woche 36

Tag	Mo	Di	Mi	Do	Fr	Sa	So
Workout	1	2		3	4		5
Kategorie	H	K	--	H	B	--	A

Tag 1 – Montag
Hero: Stephen (Woche 1)

Stephen trainiert vor allem die Core-Muskulatur.

WOD 1:

Kategorie: H	
Übungen:	• Glute-Ham Sit-ups • Back Extensions • Knees to Elbow • Stiff Legged Deadlift 95lbs (ca. 45kg)
Ablauf:	20-15-10-5 Wiederholungen, auf Zeit

Tag 2 – Dienstag
Technik

WOD 2:

Kategorie: K	
Übungen:	• 10 Kettlebell Swing • 5 Turkish get up (jede Seite) • 5 L-Pull-ups
Ablauf:	5 Runden, Pause zwischen den Runden nach Bedarf

Tag 3 – Donnerstag
Hero: Paul (Woche 1)

Paul kombiniert Ausdauer- und Krafttraining.

WOD 3:

Kategorie: H	
Übungen:	• 50 Jump Rope (Double Jump) • 35 Knees to Elbows • 25m Overhead Walk 185lbs (ca. 85kg)
Ablauf:	2 Runden, auf Zeit

Tag 4 – Freitag

Benchmark: Nancy

WOD 4:

Kategorie: B	
Übungen:	• 400m Laufen • 15 Overhead Squat 95lbs (ca. 40kg)
Ablauf:	5 Runden, auf Zeit

Tag 5 – Sonntag

Ausdauer

WOD 5:

Kategorie: A	
Übungen:	• 100m Sandbag Carry (ca. 15kg) • 10 Burpees
Ablauf:	5 Runden, auf Zeit

Tag	Mo	Di	Mi	Do	Fr	Sa	So
Workout	1	2		3	4		5
Kategorie	H	K	--	H	B	--	A

Tag 1 – Montag

Hero: Stephen (Woche 2)

In der zweiten Woche kommt eine Runde mit 25 Wiederholungen hinzu.

WOD 1:

Kategorie: H	
Übungen:	• Glute-Ham Sit-ups • Back Extensions • Knees to Elbow • Stiff Legged Deadlift 95lbs (ca. 45kg)
Ablauf:	25-20-15-10-5 Wiederholungen, auf Zeit

Tag 2 – Dienstag

Technik

WOD 2:

Kategorie: K	
Übungen:	• 5 Turkish get up (jede Seite) • 5 L-Pull-ups • 5 Dumbbell Snatch (jede Seite)
Ablauf:	5 Runden, Pause zwischen den Runden nach Bedarf

Tag 3 – Donnerstag

Hero: Paul (Woche 2)

In der zweiten Woche wird die Rundenzahl verdoppelt.

WOD 3:

Kategorie: H	
Übungen:	• 50 Jump Rope (Double Jump) • 35 Knees to Elbows • 25m Overhead Walk 185lbs (ca. 85kg)
Ablauf:	4 Runden, auf Zeit

Tag 4 – Freitag
WOD 4:

Kategorie: B	
Übungen:	• 800m Laufen • 30 Kettlebell Swing (ca. 30kg) • 30 Pull-ups
Ablauf:	5 Runden, auf Zeit

Tag 5 – Sonntag
Ausdauer
WOD 5:

Kategorie: A	
Übungen:	• 100m Sandbag Carry (ca. 15kg) • 25 Jumping Jacks
Ablauf:	5 Runden, auf Zeit

WOCHE 38

Tag	Mo	Di	Mi	Do	Fr	Sa	So
Workout	1	2		3	4		5
Kategorie	H	K	--	H	B	--	A

Tag 1 – Montag
Hero: Stephen (Woche 3)
In der dritten Woche kommt eine weitere Runde mit 30 Wiederholungen hinzu.

WOD 1:

Kategorie: H	
Übungen:	• Glute-Ham Sit-ups • Back Extensions • Knees to Elbow • Stiff Legged Deadlift 95lbs (ca. 45kg)
Ablauf:	30-25-20-15-10-5 Wiederholungen, auf Zeit

Tag 2 – Dienstag
Technik
WOD 2:

Kategorie: K	
Übungen:	• 5 L-Pull-ups • 5 Dumbbell Snatch (jede Seite) • Maximum Pistol Squat (jede Seite)
Ablauf:	5 Runden, Pause zwischen den Runden nach Bedarf

Tag 3 – Donnerstag
Hero: Paul (Woche 3)
In der dritten Woche erreicht Paul das Maximum von 5 Runden.

WOD 3:

Kategorie: H	
Übungen:	• 50 Jump Rope (Double Jump) • 35 Knees to Elbows • 25m Overhead Walk 185lbs (ca. 85kg)
Ablauf:	5 Runden, auf Zeit

Tag 4 – Freitag
Benchmark: Kelly
WOD 4:

Kategorie: B	
Übungen:	• 400m Laufen • 30 Box Jump (24" box) • 30 Wallball 20lbs (ca. 8kg)
Ablauf:	5 Runden, auf Zeit

Tag 5 – Sonntag
Ausdauer
WOD 5:

Kategorie: A	
Übungen:	• 100m Sandbag Carry (ca. 15kg) • 25 Jumping Jacks • 10 Burpees
Ablauf:	5 Runden, auf Zeit

WOCHE 39

Tag	Mo	Di	Mi	Do	Fr	Sa	So
Workout	1	2		3	4		5
Kategorie	H	K	--	H	B	--	A

Tag 1 – Montag
Hero: Jack (Woche 1)
Jack ist wieder ein AMRAP-WOD.

WOD 1:

Kategorie: H	
Übungen:	• 10 Push press 115lbs (ca. 50kg) • 10 Kettlebell Swings 55lbs (ca. 25kg) • 10 Box Jumps 24" Box
Ablauf:	AMRAP: As Many Rounds As Possible in 15min

Tag 2 – Dienstag
Technik
WOD 2:

Kategorie: K	
Übungen:	• 5 Dumbbell Snatch (jede Seite) • Maximum Pistol Squat (jede Seite) • 5 Split Clean (jede Seite)
Ablauf:	5 Runden, Pause zwischen den Runden nach Bedarf

Tag 3 – Donnerstag
Hero: Weaver (Woche 1)
Weaver nutzt nur Bodyweight-Übungen.

WOD 3:

Kategorie: H	
Übungen:	• 10 L Pull-ups • 15 Push-ups • 15 Chest to bar Pull-ups • 15 Push-ups • 20 Pull-ups • 15 Push-ups
Ablauf:	2 Runden, auf Zeit

Tag 4 – Freitag

Benchmark: Nicole

WOD 4:

Kategorie: B	
Übungen:	• 400m Laufen • Max. rep Pull-ups
Ablauf:	AMRAP: As Many Rounds As Possible in 20min

Tag 5 – Sonntag

Ausdauer

WOD 5:

Kategorie: A	
Übungen:	• 1min Burpee • 50m Sprint
Ablauf:	5 Runden, auf Zeit

Tag	Mo	Di	Mi	Do	Fr	Sa	So
Workout	1	2		3	4		5
Kategorie	H	K	--	H	B	--	A

Tag 1 – Montag
Hero: Jack (Woche 2)
In der zweiten Woche erhöht sich die Gesamtzeit auf 18min.

WOD 1:

Kategorie: H	
Übungen:	• 10 Push press 115lbs (ca. 50kg) • 10 Kettlebell Swings (ca. 25kg) • 10 Box Jumps 24" Box
Ablauf:	AMRAP: As Many Rounds As Possible in 18min

Tag 2 – Dienstag
Technik
WOD 2:

Kategorie: K	
Übungen:	• Maximum Pistol Squat (jede Seite) • 5 Split Clean (jede Seite) • 10 Sumo Deadlift
Ablauf:	5 Runden, Pause zwischen den Runden nach Bedarf

Tag 3 – Donnerstag
Hero: Weaver (Woche 2)
Eine zusätzliche Runde kommt diese Woche hinzu.

WOD 3:

Kategorie: H	
Übungen:	• 10 L Pull-ups • 15 Push-ups • 15 Chest to bar Pull-ups • 15 Push-ups • 20 Pull-ups • 15 Push-ups
Ablauf:	3 Runden, auf Zeit

Tag 4 – Freitag

Benchmark: Angie

WOD 4:

Kategorie: B	
Übungen:	• 100 Pull-ups • 100 Push-ups • 100 Sit-ups • 100 Air Squats
Ablauf:	Auf Zeit

Tag 5 – Sonntag

Ausdauer

WOD 5:

Kategorie: A	
Übungen:	• 1min Jumping Jack • 50m Sprint
Ablauf:	5 Runden, auf Zeit

WOCHE 41

Tag	Mo	Di	Mi	Do	Fr	Sa	So
Workout	1	2		3	4		5
Kategorie	H	K	--	H	B	--	A

Tag 1 – Montag
Hero: Jack (Woche 3)
In dieser Woche sind es die vollen 20min.

WOD 1:

Kategorie: H	
Übungen:	• 10 Push press 115lbs (ca. 50kg) • 10 Kettlebell Swings (ca. 25kg) • 10 Box Jumps 24" Box
Ablauf:	AMRAP: As Many Rounds As Possible in 20min

Tag 2 – Dienstag
Technik
WOD 2:

Kategorie: K	
Übungen:	• 5 Split Clean (jede Seite) • 10 Sumo Deadlift • 10 Clean and Jerk
Ablauf:	5 Runden, Pause zwischen den Runden nach Bedarf

Tag 3 – Donnerstag
Hero: Weaver (Woche 3)
Diese Woche sind es insgesamt 4 Runden.

WOD 3:

Kategorie: H	
Übungen:	• 10 L Pull-ups • 15 Push-ups • 15 Chest to bar Pull-ups • 15 Push-ups • 20 Pull-ups • 15 Push-ups
Ablauf:	4 Runden, auf Zeit

Tag 4 – Freitag

Benchmark: Barbara

WOD 4:

Kategorie: B	
Übungen:	<ul><li>20 Pull-ups</li><li>30 Push-ups</li><li>40 Sit-ups</li><li>50 Air Squats</li></ul>
Ablauf:	5 Runden, auf Zeit

Tag 5 – Sonntag

Ausdauer

WOD 5:

Kategorie: A	
Übungen:	<ul><li>1min Jumping Jack</li><li>50m Sprint</li></ul>
Ablauf:	6 Runden, auf Zeit

Tag	Mo	Di	Mi	Do	Fr	Sa	So
Workout	1	2		3	4		5
Kategorie	H	K	--	H	B	--	A

Tag 1 – Montag

Hero: Daniel (Woche 1)

Daniel kombiniert Kraft- und Ausdauertraining und alterniert immer zwischen diesen.

WOD 1:

Kategorie: H	
Übungen:	• 20 Pull-ups
	• 400m Laufen
	• 11 Thrusters 95lbs (ca. 40kg)
	• 800m Laufen
	• 11 Thrusters 95lbs (ca. 40kg)
	• 400m Laufen
	• 20 Pull-ups
Ablauf:	Auf Zeit

Tag 2 – Dienstag

Technik

WOD 2:

Kategorie: K	
Übungen:	• 10 Sumo Deadlift
	• 10 Clean and Jerk
	• 10 Sumo Deadlift
Ablauf:	5 Runden, Pause zwischen den Runden nach Bedarf

Tag 3 – Donnerstag

Hero: Badger (Woche 1)

Diese Woche sind es insgesamt 4 Runden.

WOD 3:

Kategorie: H	
Übungen:	• 30 Squat Cleans 95lbs (ca. 40kg)
	• 30 Pull-ups
	• 800m Laufen
Ablauf:	Auf Zeit

Tag 4 – Freitag

Benchmark: Chelsea

WOD 4:

Kategorie: B	
Übungen:	• 5 Pull-ups • 10 Push-ups • 15 Air Squats
Ablauf:	Every minute on the minute for 30min

Tag 5 – Sonntag

Ausdauer

WOD 5:

Kategorie: A	
Übungen:	• 1.000m Laufen
Ablauf:	5 Runden, auf Zeit, 1min Pause zwischen den Runden

Tag	Mo	Di	Mi	Do	Fr	Sa	So
Workout	1	2		3	4		5
Kategorie	H	K	--	H	B	--	A

Tag 1 – Montag

Hero: Daniel (Woche 2)

In der zweiten Woche steigen die Wiederholungszahlen.

WOD 1:

Kategorie: H	
Übungen:	• 30 Pull-ups • 400m Laufen • 15 Thrusters 95lbs (ca. 40kg) • 800m Laufen • 15 Thrusters 95lbs (ca. 40kg) • 400m Laufen • 30 Pull-ups
Ablauf:	Auf Zeit

Tag 2 – Dienstag

Technik

WOD 2:

Kategorie: K	
Übungen:	• 10 Clean and Jerk • 10 Sumo Deadlift • Maximum Muscle-up
Ablauf:	5 Runden, Pause zwischen den Runden nach Bedarf

Tag 3 – Donnerstag

Hero: Badger (Woche 2)

In der zweiten Woche kommt eine weitere Runde hinzu.

WOD 3:

Kategorie: H	
Übungen:	• 30 Squat Cleans 95lbs (ca. 40kg) • 30 Pull-ups • 800m Laufen
Ablauf:	2 Runden, auf Zeit

Tag 4 – Freitag
Benchmark: Cindy
WOD 4:

Kategorie: B	
Übungen:	• 5 Pull-ups • 10 Push-ups • 15 Air Squats
Ablauf:	AMRAP: As many rounds as possible in 20min

Tag 5 – Sonntag
Ausdauer
WOD 5:

Kategorie: A	
Übungen:	• 1.000m Laufen
Ablauf:	5 Runden, auf Zeit, 30s Pause zwischen den Runden

Tag	Mo	Di	Mi	Do	Fr	Sa	So
Workout	1	2		3	4		5
Kategorie	H	K	--	H	B	--	A

Tag 1 – Montag

Hero: Daniel (Woche 3)

Auch in der dritten Woche steigen die Wiederholungszahlen.

WOD 1:

Kategorie: H	
Übungen:	• 50 Pull-ups • 400m Laufen • 21 Thrusters 95lbs (ca. 40kg) • 800m Laufen • 21 Thrusters 95lbs (ca. 40kg) • 400m Laufen • 50 Pull-ups
Ablauf:	Auf Zeit

Tag 2 – Dienstag

Technik

WOD 2:

Kategorie: K	
Übungen:	• 10 Sumo Deadlift • Maximum Muscle-up • 10 Back Extensions
Ablauf:	5 Runden, Pause zwischen den Runden nach Bedarf

Tag 3 – Donnerstag

Hero: Badger (Woche 3)

In der letzten Woche sind es 3 Runden.

WOD 3:

Kategorie: H	
Übungen:	• 30 Squat Cleans 95lbs (ca. 40kg) • 30 Pull-ups • 800m Run
Ablauf:	3 Runden, auf Zeit

Tag 4 – Freitag

Benchmark: Diane

WOD 4:

Kategorie: B	
Übungen:	• Deadlift 225lbs (ca. 100kg) • Handstand Push-ups
Ablauf:	21-15-9 Wiederholungen, auf Zeit

Tag 5 – Sonntag

Ausdauer

WOD 5:

Kategorie: A	
Übungen:	• 1.000m Laufen
Ablauf:	5 Runden, auf Zeit, 15s Pause zwischen den Runden

WOCHE 45

Tag	Mo	Di	Mi	Do	Fr	Sa	So
Workout	1	2		3	4		5
Kategorie	H	K	--	H	B	--	A

Tag 1 – Montag
Hero: Roy (Woche 1)

Beim Deadlift ist 100kg das Ziel. Beginne wie immer mit der Hälfte und steigere Dich dann langsam.

WOD 1:

Kategorie: H	
Übungen:	• 15 Deadlift 225lbs (ca. 100kg) • 20 Box Jumps 24" Box • 25 Pull-ups
Ablauf:	3 Runden, auf Zeit

Tag 2 – Dienstag
Technik
WOD 2:

Kategorie: K	
Übungen:	• Maximum Muscle-up • 10 Back Extensions • 10 Glute Ham Sit-up
Ablauf:	5 Runden, Pause zwischen den Runden nach Bedarf

Tag 3 – Donnerstag
Hero: Griff (Woche 1)

Griff ist ein reines Ausdauer-WOD.

WOD 3:

Kategorie: H	
Übungen:	• 800m Laufen • 400m Laufen (rückwärts) • 800m Laufen • 400m Laufen (rückwärts)
Ablauf:	3 Runden, auf Zeit

Tag 4 – Freitag

WOD 4:

Kategorie: B	
Übungen:	• Clean 135lbs (ca. 60kg) • Ring Dips
Ablauf:	21-15-9 Wiederholungen, auf Zeit

Tag 5 – Sonntag

Ausdauer

WOD 5:

Kategorie: A	
Übungen:	• 5.000m Laufen
Ablauf:	Auf Zeit

WOCHE 46

Tag	Mo	Di	Mi	Do	Fr	Sa	So
Workout	1	2		3	4		5
Kategorie	H	K	--	H	B	--	A

Tag 1 – Montag
Hero: Roy (Woche 2)
In der zweiten Woche sind es bereits 4 Runden.

WOD 1:

Kategorie: H	
Übungen:	• 15 Deadlift 225lbs (ca. 100kg) • 20 Box Jumps 24" Box • 25 Pull-ups
Ablauf:	4 Runden, auf Zeit

Tag 2 – Dienstag
Technik
WOD 2:

Kategorie: K	
Übungen:	• 10 Back Extensions • 10 Glute Ham Sit-up • 5 Rope Climb (Aufstiege)
Ablauf:	5 Runden, Pause zwischen den Runden nach Bedarf

Tag 3 – Donnerstag
Hero: Griff (Woche 2)
In der zweiten Woche sind es 4 Runden.

WOD 3:

Kategorie: H	
Übungen:	• 800m Laufen • 400m Laufen (rückwärts) • 800m Laufen • 400m Laufen (rückwärts)
Ablauf:	4 Runden, auf Zeit

Tag 4 – Freitag

Benchmark: Fran
WOD 4:

Kategorie: B	
Übungen:	• Thruster 95lbs (ca. 40kg) • Pull-ups
Ablauf:	21-15-9 Wiederholungen, auf Zeit

Tag 5 – Sonntag

Ausdauer
WOD 5:

Kategorie: A	
Übungen:	• 5min Jump Rope (Double Jump) • 1.000m Laufen
Ablauf:	Auf Zeit

WOCHE 47

Tag	Mo	Di	Mi	Do	Fr	Sa	So
Workout	1	2		3	4		5
Kategorie	H	K	--	H	B	--	A

Tag 1 – Montag

Hero: Roy (Woche 3)

In der dritten Woche ist noch eine weitere Runde hinzugekommen.

WOD 1:

Kategorie: H	
Übungen:	• 15 Deadlift 225lbs (ca. 100kg) • 20 Box Jumps 24" Box • 25 Pull-ups
Ablauf:	5 Runden, auf Zeit

Tag 2 – Dienstag

Technik

WOD 2:

Kategorie: K	
Übungen:	• 10 Glute Ham Sit-up • 5 Rope Climb (Aufstiege) • 25m Overhead Walk
Ablauf:	5 Runden, Pause zwischen den Runden nach Bedarf

Tag 3 – Donnerstag

Hero: Griff (Woche 3)

In der letzten Woche sind es 5 Runden.

WOD 3:

Kategorie: H	
Übungen:	• 800m Laufen • 400m Laufen (rückwärts) • 800m Laufen • 400m Laufen (rückwärts)
Ablauf:	5 Runden, auf Zeit

Tag 4 – Freitag

WOD 4:

Kategorie: B	
Übungen:	• Clean and Jerk 135lbs (ca. 60kg)
Ablauf:	30 Wiederholungen, auf Zeit

Tag 5 – Sonntag

Ausdauer
WOD 5:

Kategorie: A	
Übungen:	• 5min Jump Rope (Double Jump) • 1.000m Laufen
Ablauf:	2 Runden, auf Zeit

WOCHE 48

Tag	Mo	Di	Mi	Do	Fr	Sa	So
Workout	1	2		3	4		5
Kategorie	H	K	--	H	B	--	A

Tag 1 – Montag
Hero: Michael (Woche 1)
Michael kombiniert wieder Kraft- und Ausdauerübungen.

WOD 1:

Kategorie: H	
Übungen:	• 800m Laufen • 25 Back Extensions • 25 Crunches
Ablauf:	3 Runden, auf Zeit

Tag 2 – Dienstag
Technik
WOD 2:

Kategorie: K	
Übungen:	• 5 Rope Climb (Aufstiege) • 25m Overhead Walk • 10 Stiff legged Deadlift
Ablauf:	5 Runden, Pause zwischen den Runden nach Bedarf

Tag 3 – Donnerstag
Hero: The Seven (Woche 1)
7 Übungen, 7 Wiederholungen und 3 Runden. Die angegebenen Gewichte sind Zielgewichte. Wähle wieder für Dich passende aus.

WOD 3:

Kategorie: H	
Übungen:	• 7 Handstand Push-ups • 7 Thruster (135lbs - 60kg) • 7 Knees to elbows • 7 Deadlift (245lbs - 115kg) • 7 Burpees • 7 Kettlebell Swings (30kg) • 7 Pull-ups
Ablauf:	3 Runden, auf Zeit

Tag 4 – Freitag
Benchmark: Karen
WOD 4:

Kategorie: B	
Übungen:	• 150 Wallball 20lbs (ca. 8kg)
Ablauf:	Auf Zeit

Tag 5 – Sonntag
Ausdauer
WOD 5:

Kategorie: A	
Übungen:	• 5min Jump Rope (Double Jump) • 1.000m Laufen
Ablauf:	3 Runden, auf Zeit

WOCHE 49

Tag	Mo	Di	Mi	Do	Fr	Sa	So
Workout	1	2		3	4		5
Kategorie	H	K	--	H	B	--	A

Tag 1 – Montag

Hero: Michael (Woche 2)

Diese Woche sind es 4 Runden.

WOD 1:

Kategorie: H	
Übungen:	• 800m Laufen • 25 Back Extensions • 25 Crunches
Ablauf:	4 Runden, auf Zeit

Tag 2 – Dienstag

Technik

WOD 2:

Kategorie: K	
Übungen:	• 25m Overhead Walk • 10 Stiff legged Deadlift • 10 Broadjumps
Ablauf:	5 Runden, Pause zwischen den Runden nach Bedarf

Tag 3 – Donnerstag

Hero: The Seven (Woche 2)

5 Runden diese Woche.

WOD 3:

Kategorie: H	
Übungen:	• 7 Handstand Push-ups • 7 Thruster 135lbs (ca. 60kg) • 7 Knees to elbows • 7 Deadlift 245lbs (ca. 115kg) • 7 Burpees • 7 Kettlebell Swings (ca. 30kg) • 7 Pull-ups
Ablauf:	5 Runden, auf Zeit

Tag 4 – Freitag

Benchmark: Mary

WOD 4:

Kategorie: B	
Übungen:	• 5 Handstand Push-ups • 10 One-Legged Squats (Pistols) • 15 Pull-ups
Ablauf:	AMRAP: As Many Rounds As Possible in 20min

Tag 5 – Sonntag

Ausdauer

WOD 5:

Kategorie: A	
Übungen:	• 5min Jump Rope (Double Jump) • 1.000m Laufen
Ablauf:	4 Runden, auf Zeit

WOCHE 50

Tag	Mo	Di	Mi	Do	Fr	Sa	So
Workout	1	2		3	4		5
Kategorie	H	K	--	H	B	--	A

Tag 1 – Montag

Hero: Michael (Woche 3)

In der letzten Woche sind es 5 Runden.

WOD 1:

Kategorie: H	
Übungen:	• 800m Laufen • 25 Back Extensions • 25 Crunches
Ablauf:	5 Runden, auf Zeit

Tag 2 – Dienstag

Technik

WOD 2:

Kategorie: K	
Übungen:	• 10 Stiff legged Deadlift • 10 Broadjumps • 10 Toes to bar
Ablauf:	5 Runden, Pause zwischen den Runden nach Bedarf

Tag 3 – Donnerstag

Hero: The Seven (Woche 3)

Und schließlich 7 Runden in der letzten Woche.

WOD 3:

Kategorie: H	
Übungen:	• 7 Handstand Push-ups • 7 Thruster 135lbs (ca. 60kg) • 7 Knees to elbows • 7 Deadlift 245lbs (ca. 115kg) • 7 Burpees • 7 Kettlebell Swings (ca. 30kg) • 7 Pull-ups
Ablauf:	7 Runden, auf Zeit

Tag 4 – Freitag

Benchmark: Lynne

WOD 4:

Kategorie: B	
Übungen:	• Benchpress Bodyweight • Pull-ups
Ablauf:	5 Runden, maximale Wiederholungszahl

Tag 5 – Sonntag

Ausdauer

WOD 5:

Kategorie: A	
Übungen:	• 5min Jump Rope (Double Jump) • 1.000m Laufen
Ablauf:	5 Runden, auf Zeit

WOCHE 51

Tag	Mo	Di	Mi	Do	Fr	Sa	So
Workout	1	2		3	4		5
Kategorie	H	K	--	H	B	--	A

Tag 1 – Montag
Hero: Forrest (Woche 1)
Forrest kombiniert Kraft- und Ausdauerübungen.

WOD 1:

Kategorie: H	
Übungen:	<ul><li>20 L-Pull-ups</li><li>30 Toes to bar</li><li>40 Burpees</li><li>800m Laufen</li></ul>
Ablauf:	2 Runden, auf Zeit

Tag 2 – Dienstag
Technik
WOD 2:

Kategorie: K	
Übungen:	<ul><li>10 Broadjumps</li><li>10 Toes to bar</li><li>10 Clean and Jerk</li></ul>
Ablauf:	5 Runden, Pause zwischen den Runden nach Bedarf

Tag 3 – Donnerstag
Hero: Nate (Woche 1)
Nate verwendet Muscle-ups. Falls Du diese Übung noch nicht beherrschst, solltest Du sie in Deinem Technik-Training wiederholen.

WOD 3:

Kategorie: H	
Übungen:	<ul><li>2 Muscle-ups</li><li>4 Handstand Push-ups</li><li>8 Kettlebell Swings (ca. 30kg)</li></ul>
Ablauf:	AMRAP: As many rounds as possible in 15min

Tag 4 – Freitag

Benchmark: Nancy

WOD 4:

Kategorie: B	
Übungen:	• 400m Laufen • 15 Overhead Squat 95lbs (ca. 40kg)
Ablauf:	5 Runden, auf Zeit

Tag 5 – Sonntag

Ausdauer

WOD 5:

Kategorie: A	
Übungen:	• 10.000m Laufen
Ablauf:	Auf Zeit

Tag	Mo	Di	Mi	Do	Fr	Sa	So
Workout	1	2		3	4		5
Kategorie	H	K	--	H	B	--	A

Tag 1 – Montag
Hero: Forrest (Woche 2)
Eine Runde kommt in dieser Woche hinzu.

WOD 1:

Kategorie: H	
Übungen:	• 20 L-Pull-ups • 30 Toes to bar • 40 Burpees • 800m Laufen
Ablauf:	3 Runden, auf Zeit

Tag 2 – Dienstag
Technik
WOD 2:

Kategorie: K	
Übungen:	• 10 Toes to bar • 10 Clean and Jerk • 10 Dumbbell Overhead Squats
Ablauf:	5 Runden, Pause zwischen den Runden nach Bedarf

Tag 3 – Donnerstag
Hero: Nate (Woche 2)
5min kommen zur Gesamtzeit hinzu.

WOD 3:

Kategorie: H	
Übungen:	• 2 Muscle-ups • 4 Handstand Push-ups • 8 Kettlebell Swings (ca. 30kg)
Ablauf:	AMRAP: As many rounds as possible in 20min

Tag 4 – Freitag

WOD 4:

Kategorie: B	
Übungen:	• 400m Laufen • 30 Box Jump (24" box) • 30 Wallball 20lbs (ca. 8kg)
Ablauf:	5 Runden, auf Zeit

Tag 5 – Sonntag

Ausdauer
WOD 5:

Kategorie: A	
Übungen:	• 60min Laufen
Ablauf:	Maximale Distanz

Wie Kannst Du Dein eigenes Training strukturieren

Trainingsprinzipien

Nachdem Du den 365-Tage-Workout-Plan in diesem Buch umgesetzt hast, stellst Du Dir vielleicht die Frage, wie man sein eigenes Training strukturieren kann.

Im Allgemeinen folgen alle Workouts in diesem Buch den gleichen Prinzipien, weshalb Du wahrscheinlich schon eine gewisse Vorstellung davon hast, wie man ein Training sinnvoll strukturiert.

Allgemein betrachtet gibt es bei der Trainingsstrukturierung immer dieselben Prinzipien zu beachten, diese funktionieren sogar vollkommen unabhängig davon, um welches Trainingssystem es sich handelt. Ob Du nun mit dem Cross Training weitermachen möchtest oder vielleicht in ein anderes System einsteigen willst, spielt also eigentlich keine Rolle. Jedes Training sollte diesen allgemeinen Prinzipien folgen.

Prinzipien zur Strukturierung des Trainings:

1. Planmäßiges Training
2. Progressives Training
3. Wirksamer Trainingsreiz
4. Variation
5. Ganzheitliches Training
6. Verhältnis von Belastung zu Regeneration
7. Steuerung und Kontrolle
8. Dauerhaftigkeit des Trainings

Wenn Du Dein Training nach diesen Prinzipien ausrichtest, trainierst Du effektiv, unabhängig davon, welche Übungen und welches System Du nutzt.

PLANMÄSSIGES TRAINING

Unter planmäßig versteht man einfach, dass das eigene Training einer bewussten und gewollten Struktur folgt. Das Gegenteil davon wäre einfach jeden Tag nach Lust und Laune zu trainieren.

Du hast wahrscheinlich einige Übungen entdeckt, die Dir besser gefallen haben als andere. Bei einem planmäßigen Training trainiert man auch die Übungen, die einem vielleicht weniger gefallen, da man weiß, dass sie langfristig einen positiven Effekt haben.

Ein Training sollte immer planmäßig sein, da man so alle Aspekte der Fitness bewusst trainieren kann und dauerhaft Erfolge erzielt.

PROGRESSIVES TRAINING

Ein Training sollte immer schwerer werden, da sich der eigene Körper schnell an eine Beanspruchung anpasst. Wer immer die gleichen Gewichte, Trainingszeiten, Übungen und Wiederholungen ausführt, liefert dem Körper keinen neuen Reiz, wodurch dieser keinen Grund mehr hat, neue Anpassungen auszulösen.

Wer progressiv trainiert, steigert also Gewichte und Wiederholungszahlen und versucht seine eigenen Bestzeiten zu unterbieten.

WIRKSAMER TRAININGSREIZ

Das Training muss individuell beanspruchen. 50kg Benchpress ist für Fortgeschrittene keine Herausforderung mehr, für Anfänger jedoch schon. Die Trainingsintensität muss spezifisch für jeden so gewählt werden, dass ein intensiver Trainingsreiz entstehen kann.

Dies schafft man beim Cross Training, indem man versucht, mehr Wiederholungen pro Zeit zu absolvieren oder eine vorgegebene Wiederholungszahl so schnell wie möglich zu erledigen.

Auch über die Gewichte kann man die Intensität einstellen und damit einen wirksameren Trainingsreiz erzeugen.

VARIATION

Um dem Körper immer wieder eine neue Belastung zu bieten und somit immer neue Anpassungen auszulösen, ist die Variation des Trainings besonders wichtig. Dies bedeutet, dass man öfter die Methodik, die Abfolge und die Übungen variieren sollte.

Im Cross Training wird dies durch immer neue WODs erreicht.

GANZHEITLICHES TRAINING

Das Training sollte nicht nur eine bestimmte Muskelgruppe trainieren und auch nicht nur einen Aspekt der Fitness, wie zum Beispiel nur die Kraft. Ein optimales Training ist immer ganzheitlich aufgebaut und trainiert den gesamten Körper und alle Aspekte der Fitness.

Beim Training ist es daher wichtig, immer Kraft, Ausdauer, Beweglichkeit und Koordination zu berücksichtigen.

VERHÄLTNIS VON BELASTUNG ZU REGENERATION

Wer hart trainiert, muss länger regenerieren. Nur so wird dem Körper genug Zeit gegeben, sich zu erholen und sich über das Ausgangsniveau hinaus zu regenerieren. Dies ist das Prinzip der Hypertrophie, bei der sich der Körper soweit erholt, dass er auf den nächsten auftretenden Trainingsreiz leistungsfähiger reagiert.

Um Über- und Untertraining zu vermeiden, ist daher auf das optimale Verhältnis von Belastung zu Regeneration zu achten.

STEUERUNG UND KONTROLLE

Damit die bisherigen Prinzipien individuell umgesetzt werden können, muss man seine Fortschritte erfassen und analysieren. Das Training muss also durch Werte wie Wiederholungszahlen, Gewicht und Zeit kontrolliert werden. Nur so können Schwachpunkte erkannt und ausgebessert werden.

DAUERHAFTIGKEIT DES TRAININGS

Auch wenn alle Prinzipien ihre Bedeutung haben, so ist es doch vor allem die Dauerhaftigkeit, die über Erfolg und Misserfolg entscheidet. Der beste Trainingsplan der Welt bringt nämlich überhaupt nichts, wenn man ihn nur einmal pro Jahr umsetzt.

Dauerhaft und konsequent zu trainieren sollte daher Deine oberste Priorität sein.

DEIN EIGENER TRAININGSPLAN

Wenn Du Deinen eigenen Trainingsplan erstellen willst, musst Du nun nur noch die Trainingsprinzipien umsetzen.

1. Planmäßiges Training

Plane Dein Training vorab, zumindest für 4 Wochen.

2. Progressives Training

Steigere innerhalb dieser 4 Wochen Dein Pensum progressiv. Versuche mehr Gewicht zu nehmen, mehr Wiederholungen auszuführen oder die Workouts schneller abzuschließen.

3. Wirksamer Trainingsreiz

Wähle Gewichte, Wiederholungszahlen und Methoden, die Dich auch fordern.

4. Variation

Nach den 4 Wochen wählst Du neue Übungen, Methoden und Abläufe.

5. Ganzheitliches Training

Trainiere Kraft, Ausdauer, Beweglichkeit und Koordination im Wochenverlauf gleichermaßen.

6. Verhältnis von Belastung zu Regeneration

Plane Tage zur Erholung ein und Wechsel zwischen ausdauer- und kraftfokussierten Trainingseinheiten.

7. Steuerung und Kontrolle

Notiere Deine Leistungen und vergleiche sie mit früheren Trainingsergebnissen.

8. Dauerhaftigkeit des Trainings

Trainiere konsequent. Ein Trainingstag pro Woche für ein ganzes Jahr bringt mehr Erfolge als fünf Trainingstage pro Woche für einen Monat, wenn man die restlichen elf Monate nicht trainiert.

BEISPIEL FÜR EINEN TRAININGSPLAN

Ein optimaler Trainingsplan für das Niveau, auf dem Du Dich befindest, nachdem Du den 365-Tage-Trainingsplan in diesem Buch absolviert hast, sieht zum Beispiel folgendermaßen aus:

Tag	Mo	Di	Mi	Do	Fr	Sa	So
Workout	1	2		3	4		5
Kategorie	K	K A	--	A	K A	--	A

- Wähle die WODs so, dass Du montags eine reine Krafttrainingseinheit machst, WODs wie Angie und Barbara sind hier sinnvoll.
- Dienstags und freitags sollten es WODs sein, die sowohl Kraft als auch Ausdauer beanspruchen, wie Jackie und Eva.
- Donnerstags und sonntags sollten die WODs von Ausdauerübungen geprägt sein. Wähle hier Laufeinheiten, Rudern, Schwimmen oder Radfahren.
- Mittwochs und samstags hast Du Ruhetage, die der Regeneration dienen.

Natürlich ist dieser Trainingsplan nicht in Stein gemeißelt, aber er zeigt bei den meisten Cross-Training-Athleten die besten Resultate.

HILFREICHE BÜCHER/LINKS

WEITERE BÜCHER VON MIR

- „Schlank und Fit – Keine Diät, Kein Training – Trotzdem Abnehmen"

BÜCHER

- „Ultimate Cross Training WOD-List" von Michael Saunders ist sehr umfangreich und beinhaltet neben den Benchmark WOD'S noch viele weitere Workouts, darunter auch die Hero-WOD'S. Insgesamt findest du in dem Buch knapp 1.000 WOD'S mit denen du dich dein ganzes Leben lang beschäftigen kannst.

WEBSEITEN

- www.roguefitness.com
- www.fitstrongsexy.de
- www.theboxmag.com
- www.woddrive.com
- www.above-and-beyond.de

EQUIPMENT

- www.prospeedrope.de
- www.badcompany.biz
- Der beste Timer für das Cross Training: Gymboss Intervallzeitgeber (auch auf amazon.de erhältlich)

ANHANG

ÜBERSICHT BENCHMARK-WODS

„ANGIE"

- 100 Pull-ups
- 100 Push-ups
- 100 Sit-ups
- 100 Squats

Auf Zeit. Alle Wiederholungen einer Übung beenden, bevor man zur nächsten übergeht.

„BARBARA"

- 20 Pull-ups
- 30 Push-ups
- 40 Sit-ups
- 50 Squats

5 Runden

Auf Zeit

„CHELSEA"

- 5 Pull-ups
- 10 Push-ups
- 15 Squats

Jede Minute alle 3 Übungen für insgesamt 30min

„CINDY"

- 5 Pull-ups
- 10 Push-ups
- 15 Squats

AMRAP: As Many Rounds As Possible in 20min

„DIANE"

- Deadlift 225lbs (ca. 100kg)
- Handstand Push-ups

21-15-9 Wiederholungen

Auf Zeit

„ELIZABETH"

- Clean 135lbs (ca. 60kg)
- Ring Dips

21-15-9 Wiederholungen

Auf Zeit

„FRAN"

- Thruster 95lbs (ca. 40kg)
- Pull-ups

21-15-9 Wiederholungen

Auf Zeit

„GRACE"

- Clean and Jerk 135lbs (ca. 60kg)

30 Wiederholungen auf Zeit

„ISABEL"

- Snatch 135lbs (ca. 60kg)

30 Wiederholungen auf Zeit

„KAREN"

- 150 Wallball 20lbs (ca. 8kg)

Auf Zeit

„LINDA" (AKA "3 BARS OF DEATH")

- Deadlift 1 .5x Bodyweight

- Benchpress Bodyweight

- Clean 0.75x Bodyweight

10/9/8/7/6/5/4/3/2/1 Wiederholungen pro Laufende

Auf Zeit

„MARY"

- 5 Handstand Push-ups

- 10 One-Legged Squats (Pistols)

- 15 Pull-ups

AMRAP: As Many Rounds As Possible in 20min

„ANNIE"

- Double Unders

- Sit-ups

50-40-30-20-10 Wiederholungen pro Runden

Auf Zeit

„LYNNE"

- Benchpress Bodyweight

- Pull-ups

5 Runden

Maximale Wiederholungszahl

„HELEN"

- 400m laufen

- 21 Kettlebell Swing (apx. 55lbs – ca. 20kg)

- 12 Pull-ups

3 Runden

Auf Zeit

„JACKIE"

- 1000m Row
- 50 Thruster 45lbs (ca. 18kg)
- 30 Pull-ups

Auf Zeit

„NANCY"

- 400m laufen
- 15 Overhead Squat 95lbs (ca. 40kg)

5 Runden

Auf Zeit

„EVA"

- 800m laufen
- 30 Kettlebell Swing (apx. 72lbs – ca. 30kg)
- 30 Pull-ups

5 Runden

Auf Zeit

„KELLY"

- 400m laufen
- 30 Box Jump (24" box)
- 30 Wallball 20lbs (ca. 8kg)

5 Runden

Auf Zeit

„NICOLE"

- 400m laufen

- Max. rep Pull-ups

AMRAP: As Many Rounds As Possible in 20min

Übersicht Hero-WOD's

Hier findest Du alle Hero-WODs, die in diesem Buch verwendet wurden, und zusätzlich noch ein paar weitere zum Ausprobieren.

„JT"

- Handstand Push-ups
- Ring Dips
- Push-ups

21-15-9 Wiederholungen
Auf Zeit

„Josh"

- 21 Overhead Squats 95lbs (ca. 40kg)
- 42 Pull-ups
- 15 Overhead Squats 95lbs (ca. 40kg)
- 30 Pull-ups
- 9 Overhead Squats 95lbss (ca. 40kg)
- 18 Pull-ups

Auf Zeit

„Jason"

- 100 Squats
- 5 Muscle-ups
- 75 Squats
- 10 Muscle-ups
- 50 Squats
- 15 Muscle-ups
- 25 Squats
- 20 Muscle-ups

Auf Zeit

„JOSHIE"

- 21 Dumbbell Snatch 40lbs (ca. 15kg) right arm
- 21 L Pull-ups
- 21 Dumbbell Snatch 40lbs (ca. 15kg) left arm
- 21 L Pull-ups

Die Snatches sind volle Snatches
3 Runden
Auf Zeit

„NATE"

- 2 Muscle-ups
- 4 Handstand Push-ups
- 8 Kettlebell Swings (apx. 72lbs – ca. 30kg)

AMRAP: As Many Rounds As Possible in 20min

„RANDY"

- 75 Power Snatch 75lbs (ca. 35kg)

Auf Zeit

„TOMMY V"
(ft = feet – 15ft = ca. 4,5m)

- 21 Thrusters 115lbs (ca. 50kg)
- 15 ft Rope Climb, 12 Aufstiege
- 15 Thrusters 115lbs (ca. 50kg)
- 15 ft Rope Climb, 9 Aufstiege
- 9 Thrusters 115lbs (ca. 50kg)
- 15 ft Rope Climb, 6 Aufstiege

Auf Zeit

„ERIN"

- 15 Dumbbells Split Clean 40lbs (ca. 15kg)
- 21 Pull-ups

5 Runden
Auf Zeit

„DT"

- 12 Deadlift 155lbs (ca. 70kg)
- 9 Hang Power Clean 155lbs (ca. 70kg)
- 6 Push Jerk 155lbs (ca. 70kg)

5 Runden
Auf Zeit

„DANNY"

- 30 Box Jump 24"
- 20 Push Press 115lbs (ca. 50kg)
- 30 Pull-ups

AMRAP: As Many Rounds As Possible in 20min

„HANSEN"

- 30 Kettlebell Swing (apx. 70lbs – ca. 30kg)
- 30 Burpees
- 30 Glute-Ham Sit-ups

5 Runden
Auf Zeit

„TYLER"

- 7 Muscle-ups
- 21 Sumo-Deadlift High-Pull 95lbs (ca. 40kg)

5 Runden
Auf Zeit

„STEPHEN"

- Glute-Ham Sit-ups
- Back Extensions
- Knees to Elbow
- Stiff Legged Deadlift 95lbs (ca. 45kg)

30-25-20-15-10-5 Wiederholungen von allen Übungen

„GARRETT"

- 75 Squats
- 25 Ring Handstand Push-ups
- 25 L Pull-ups

3 Runden
Auf Zeit

„WAR FRANK"

- 25 Muscle-ups
- 100 Squats
- 35 Glute-Ham Sit-ups

3 Runden
Auf Zeit

„MCGHEE"

- 5 Deadlift 275lbs (ca. 125kg)
- 13 Push-ups
- 9 Box Jumps 24" Box

AMRAP: As Many Rounds As Possible in 20min

„PAUL"

- 50 Double Unders
- 35 Knees to Elbows
- Overhead Walk 20 yards 185lbs (ca. 85kg)

5 Runden
Auf Zeit

„ARNIE"
With a single kettlebell (apx. 72lbs – ca. 30kg):

- 21 Turkish get-ups, Right arm
- 50 Kettlebell Swings
- 21 Overhead squats, Left arm
- 50 Kettlebell Swings
- 21 Overhead squats, Right arm

- 50 Kettlebell Swings
- 21 Turkish get-ups, Left arm

Auf Zeit

„JOHNSON"

- 9 Deadlift 245lbs (ca. 115kg)
- 8 Muscle-ups
- 9 Squat Clean 155lbs (ca. 70kg)

AMRAP: As Many Rounds As Possible in 20min

„ROY"

- 15 Deadlift 225lbs (ca. 100kg)
- 20 Box Jumps 24" Box
- 25 Pull-ups

5 Runden
Auf Zeit

„ADAM BROWN"

- 24 Deadlift 295lbs (ca. 140kg)
- 24 Box Jumps, 24" Box
- 24 Wallball 20lbs (ca. 8kg)
- 24 Benchpress 195lbs (ca. 90kg)
- 24 Box Jumps 24" Box
- 24 Wallball 20lbs (ca. 8kg)
- 24 Clean 145lbs (ca. 65kg)

2 Runden
Auf Zeit

„COE"

- 10 Thruster 65lbs (ca. 30kg)
- 10 Ring Push-ups

10 Runden
Auf Zeit

„JACK"

- 10 Push press 115lbs (ca. 50kg)
- 10 Kettlebell Swings (apx. 55lbs – ca. 25kg)
- 10 Box Jumps 24" Box

AMRAP: As Many Rounds As Possible in 20min

„BLAKE"

- 100 ft Walking lunge mit 45lb plate (ca. 20kg) Über Kopf
- 30 Box jump 24" Box
- 20 Wallball shots 20lb (ca. 8kg)
- 10 Handstand Push-ups

4 Runden
Auf Zeit

„THOMPSON"

- 15 ft (ca. 4,5m) Rope Climb, 1 Aufstieg (Startpunkt: sitzend auf dem Boden)
- 29 Back Squat 95lbs (ca. 40kg)
- 10m Barbell Farmer carry 135lbs (ca. 60kg)

10 Runden
Auf Zeit

„LEDESMA"

- 5 Parallette Handstand Push-ups
- 10 Toes through Rings
- 15 Medicine Ball Cleans 20lbs (ca. 8kg)

AMRAP: As Many Rounds As Possible in 20min

„WITTMAN"

- 15 Kettlebell Swings (apx. 55lbs – ca. 20kg)
- 15 Power Clean (M=95lbs – ca. 40kg, F=65lbs – ca. 30kg)
- 15 Box Jumps (M=24", F=18")

7 Runden
Auf Zeit

„WEAVER"

- 10 L Pull-ups
- 15 Push-ups
- 15 Chest to bar Pull-ups
- 15 Push-ups
- 20 Pull-ups
- 15 Push-ups

4 Runden
Auf Zeit

„MICHAEL"

- 800m Laufen
- 50 Back Extensions
- 50 Sit-ups

3 Runden
Auf Zeit

MURPH (AKA „BODY ARMOUR")

- 1 mile laufen
- 100 Pull-ups
- 200 Push-ups
- 300 Squats
- 1 mile laufen

Auf Zeit

„DANIEL"

- 50 Pull-ups
- 400m Laufen
- 21 Thrusters 95lbs (ca. 40kg)
- 800m laufen
- 21 Thrusters 95lbs (ca. 40kg)
- 400m Laufen
- 50 Pull-ups

Auf Zeit

„BADGER"

- 30 Squat Cleans 95lbs (ca. 40kg)

- 30 Pull-ups
- 800m laufen

3 Runden
Auf Zeit

„GRIFF"

- 800m laufen
- 400m laufen (rückwärts)
- 800m laufen
- 400m laufen (rückwärts)

Auf Zeit

„RYAN"

- 7 Muscle-ups
- 21 Burpees

5 Runden
Auf Zeit

„MR JOSHUA"

- 400m laufen
- 30 Glute-Ham Sit-Ups
- 15 Deadlift 250lbs (ca. 115kg)

5 Runden
Auf Zeit

„JERRY"

- 1 mile laufen
- 2000m Row
- 1 mile laufen

Auf Zeit

„NUTTS"

- 10 Handstand Push-ups

- 15 Deadlift 250lbs (ca. 115kg)
- 25 Box Jumps, 30" Box
- 50 Pull-ups
- 100 Wallball 20lbs
- 200 Double Unders
- 400m Laufen with a 45lb (ca. 20kg) plate

Auf Zeit

„THE SEVEN"

- 7 Handstand Push-ups
- 7 Thruster 135lbs (ca. 60kg)
- 7 Knees to elbows
- 7 Deadlift 245lbs (ca. 115kg)
- 7 Burpees
- 7 Kettlebell Swings (apx. 72lbs – ca. 30kg)
- 7 Pull-ups

7 Runden
Auf Zeit

„RJ"
(15ft = 4,5m)

- 800m laufen
- 15 ft Rope Climb 5 Aufstiege
- 50 Push-ups

3 Runden
Auf Zeit

„LUCE"
Wearing a 20lbs (ca. 10kg) vest:

- laufen 1K
- 10 Muscle-ups
- 100 Squats

3 Runden
Auf Zeit

„SEVERIN"

- 50 Strict Pull-ups
- 100 Plyo Push-ups (Hände sind zwischenzeitlich beide in der Luft)
- laufen 5K

Mit Gewichtsweste, falls vorhanden
Auf Zeit

„HELTON"

- 800m laufen
- 30 Squat Clean 50lb (ca. 20kg) Dumbbells
- 30 Burpees

3 Runden
Auf Zeit

„FORREST"

- 20 L-Pull-ups
- 30 Toes to bar
- 40 Burpees
- 800m laufen

3 Runden
Auf Zeit

„BULGER"

- 150m laufen
- 7 Chest to Bar pull-ups
- 7 Front Squat 135lbs (ca. 60kg)
- 7 Handstand Push-ups

10 Runden
Auf Zeit

BRENTON

100 ft = ca. 30m

- Bear Crawl 100ft
- Standing Broad-jump 100ft (3 Burpees nach je 5 broadjumps)

Mit Gewichtsweste, falls vorhanden
5 Runden
Auf Zeit

„COLLIN"

- Carry 50 pound (ca. 20kg) sandbag 400m
- 12 Push Press 115lbs (ca. 50kg)
- 12 Box Jumps 24" Box
- 12 Sumo Deadlift High-pull 95lbs (ca. 40kg)

6 Runden
Auf Zeit

ABSCHLUSS

Vielen Dank dafür, dass Du dieses Buch erworben hast. Ich hoffe, es hat Dir bei Deinem Training geholfen und Du hast den 365-Tage-Trainingsplan komplett durchgezogen. Falls ja, bin ich mir sicher, dass Du im letzten Jahr immense Fortschritte gemacht hast.

Falls Dir dieses Buch gefallen hat, würde ich mich über eine Rezension auf Amazon freuen. Genauso dankbar bin ich auch für konstruktive Kritik und Anregungen. Ich versuche immer meine Bücher den Wünschen meiner Leser anzupassen und bin daher sehr an Deiner Meinung interessiert.

Also sowohl Lob als auch Kritik sind stets willkommen.

Liebe Grüße und noch viel Spaß und Erfolg beim Training wünscht dir Michael Brauer von Fit Strong Sexy.